呼吸のプロが伝える
「健康ながいき」のコツ

養生思考
を身につける

森田愛子

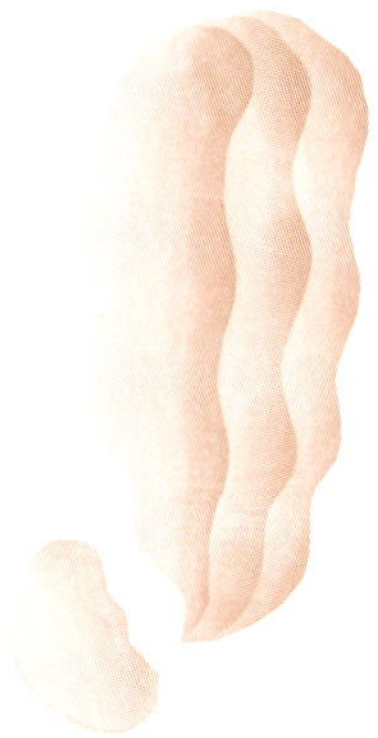

はじめに

私はこれまで、呼吸で人の健康をサポートする治療家として、
たくさんの不調を抱える方たちを診《み》てきました。
腰やひざの痛みをとりたい。背中のこりをなんとかしたい。
肩が上がらない。慢性的な疲れが抜けない……。
苦しさの種類はそれぞれ違いますが、我慢に我慢を重ね、
自分ではどうにもならなくなってから
やっとの思いで駆け込んでくる方たちを多く見てきました。

そんな状況を目の当たりにしていて
ある日、ふと、こんな思いがよぎったのです。
肩が上がらないから、整体へ。
疲れがたまったから、マッサージへ。
それをいつまで続けたらいいのでしょうか？

草むしりをする場面を思い浮かべてみてください。
芽が出たばかりでまだ小さいうちは
片手でさっと抜くことができます。

私は、体の不調も同じだと考えています。

症状が悪化しないうちに、あるいは症状が出る前に気づける習慣ができれば、多くの人が健康になれると。

日常の中で、小さな不調の芽に気づいて摘みとる。

それが、私が考える呼吸を使った「養生思考《ようじょうしこう》」です。


逆の考え方は「治療思考」。

草がしっかり地面に根づいて茎が伸び、葉も生い茂り、両手で引っ張ってもびくともしなくなってから、草刈り機や他人に手伝ってもらって処理することです。

小さい芽のうちに不調につながる状態に気づきたいなら、
健康診断や人間ドックを受ければいい？
それはとても大切なことですが、
それでわかるのは目に見える異常だけ。

そのもっと前の、検査に出ない段階から気づくことが
もっと大切です。
そういう自分になる、なれる方法があることを
知ってほしいのです。

本書では、「健康ながいき」という言葉を使っています。
長生きではなく、「ながいき」。
ひらがなにしたのには意味があります。
それはただ単に長生きすることだけを目指してはいないからです。
人生の後半戦は、できるだけすこやかに過ごしたい。
長生きするなら健康でいることとセットです。
そうして「生き」ることは「息」につながります。

養生思考は「健康ながいき」を積み立てること、
そのコツが呼吸なのです。

目次

はじめに　2
あなたの今の呼吸を確認してみましょう　12
私と夫が抱えていたあらゆる不調、難病……呼吸がすべてを変えた　30

第1章 「健康ながいき」は養生思考によって積み立てられる

養生思考で、体と人生が変わるまで　36
自分の小さな変化を察知することが、養生思考のはじめの一歩　41
あなたは、いつ自分の小さな変化に気づけますか？　44

今だけでなく、未来を見据えて健康を考える 48
養生思考は、きっとあなたの人生の礎になる 52
治療思考だけに陥ってしまった、かつての私 56
呼吸を通した養生思考は、日本人ならではのもの 60
養生思考で生きる人たちには、気づける日常がある 64

第2章 養生思考の始まりは呼吸に「気づく」こと

無意識の中で、呼吸は乱れを起こす 72
〝感じる自分〟を育てるということ 75
あなたは、自分の力みグセを知らない 79
呼吸で、今のあなたの状態の答え合わせができる 83

自然呼吸を日常のものにする。それが養生 86
呼吸は、なくてはならない生命の源 89
呼吸の練習を積み重ねた、その先にあること 92

第3章 養生思考を邪魔する「思い込み」

「私は大丈夫」という思い込みを信用しない 100
がんばり屋さんの落とし穴 104
あふれる健康情報より、自分の呼吸を信じる 107
休みたいという気持ちに、素直に従う 110
頭の言い分、体の言い分は別のもの。切り離して考える 114
呼吸の練習は、回数ではなく年月がものをいう 117

第4章 養生思考のための呼吸の練習

体と対話する呼吸① 深呼吸を味わう 124
体と対話する呼吸② 自然な呼吸を味わう 131
体と対話する呼吸③ 動きを楽しむ 136
体と仲良くするための呼吸の練習 うずくまり呼吸 145
自然な働きの呼吸を日常で感じてみよう 149

第5章 自分と仲良くするための「きっかけ」と「生活習慣」

朝いちばんの自分の感覚を大切にする 156

どこにいても小さな自然を見つけて季節を感じる 159
身近な場所に、自然の色をまとった花を置く 163
自然と直に触れ合うと、理屈抜きに体が喜ぶ 166
食欲と睡眠欲は、できるだけ尊重する 169
呼吸を邪魔する所作の、小さな見直し 173
私がしている、心を鎮めたいときのふたつの習慣 177

おわりに 185

あなたの今の呼吸を確認してみましょう

「養生思考」を身につけるのに、どうして「呼吸」が関係するの？
そんな疑問が出てきた方がいらっしゃるかもしれません。
私が呼吸を使って「養生思考」を身につけようと提案する理由は、
呼吸は誰もが1日に3万回もくり返し、
文字通り死ぬまでやり続ける活動であり、
今の自分の体を反映する鏡のような存在だからです。
呼吸から自分を見つめ直し、そして変えていく。
それが可能なのです。
試しに今、椅子に座った状態で体を前屈して、戻ってきてみましょう。

1

椅子に浅く腰かけて、
リラックスします。

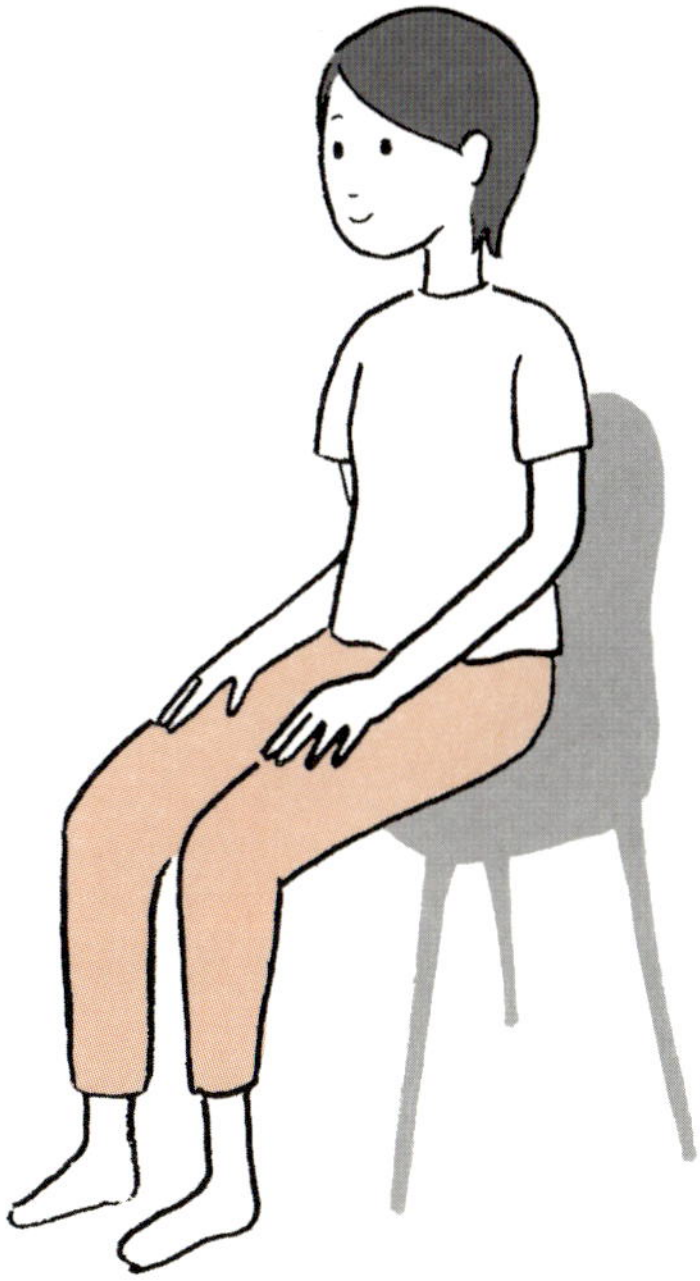

2

そのまま力を抜いて
上半身をだらりと前に倒します。

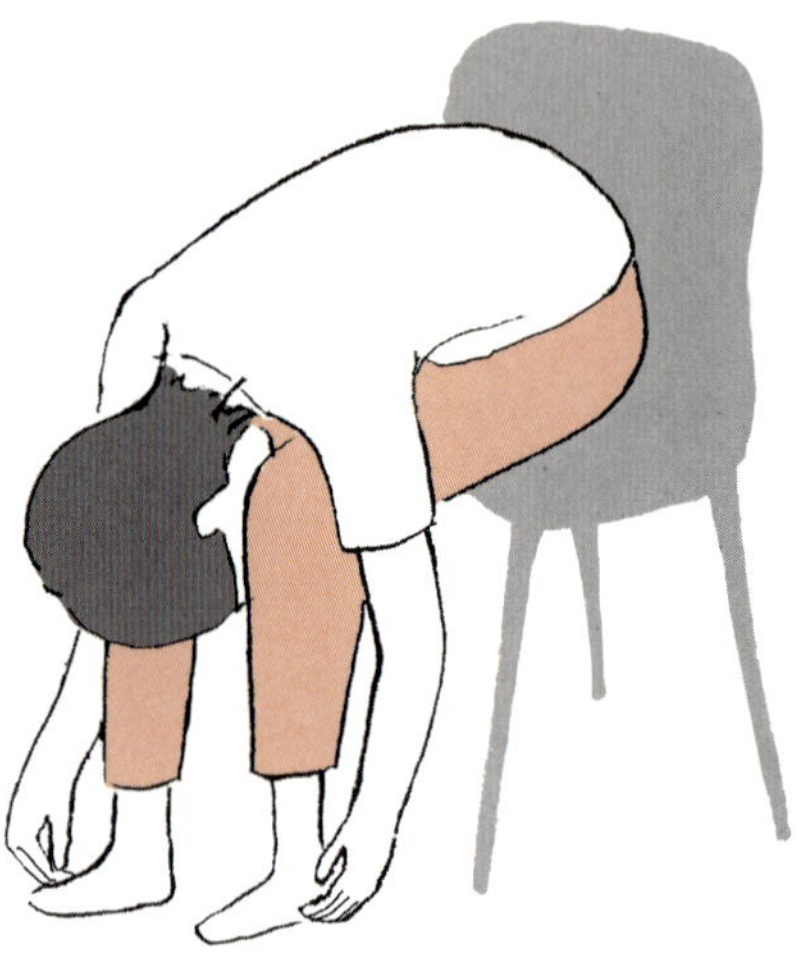

できる範囲で前に体を倒せばいいので、
無理に力を入れないようにしましょう。

3

体をもとに戻して
最初の形になります。

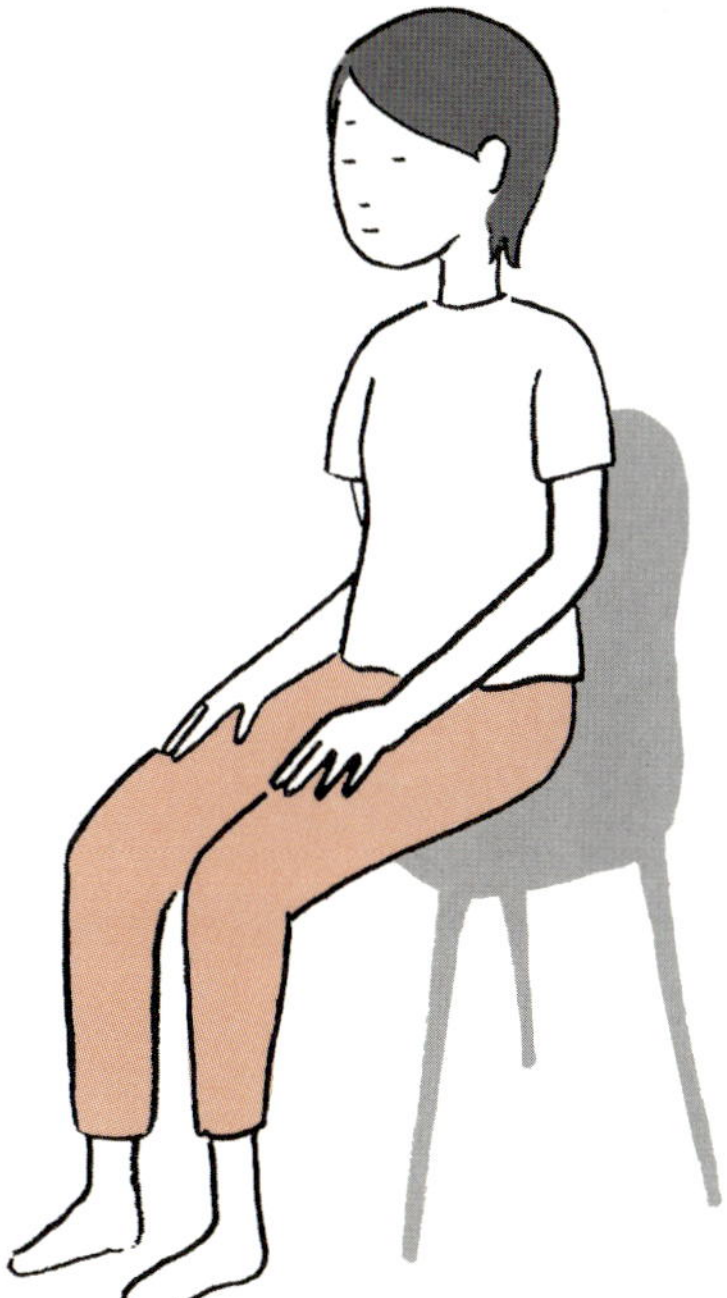

このとき、呼吸は自然にどうなっていましたか？
次の3つの中からいちばん近いと思うものを選んでください。

❶前に倒れたとき：息が止まった
体をもとに戻したとき：息が止まるのがおさまった
❷前に倒れたとき：息を吸った
体をもとに戻したとき：息を吐いた
❸前に倒れたとき：息を吐いた
体をもとに戻したとき：息を吸った

さて、どうでしたか？　実はこれは呼吸の乱れを簡単にチェックする方法です。答え合わせをしてみましょう。

❶の方は力み体質
❷の方はかなりひどい力み体質
❸の方は正常

人間の胴体をひとつの容器にたとえると、その容器が狭くなると息は出ていきます（呼気）。その容器が戻れば息は戻ってきます（吸気）。

これは人間の体に備わっている自然の働きです。


では、❶のように息が止まってしまうというのはどういうことかといえば、その自然の働きが機能しなくなっている状態です（理由は後述）。

そのときを思い出してみましょう。「うっ」というように頭に血が上るような、体が力むような感じになったのではないでしょうか？　戻ったときにはそこから解放された感覚になっていませんでしたか？

❷の場合、逆転してしまっています。前屈しよう、動こう、と強く思った方は逆転しやすい傾向にあります。これは思考が強すぎて、体の自然な働きを思考でかき消してしまっています。当然、「うっ」というように頭に血が上るような、体が力むような感じになったのではないでしょうか？　戻ったときにはそこから解放された感覚になっていませんでしたか？

❸は正解、というか自然の働きのままです。前屈という胴体が狭くなる動きに応じて息を吐く、胴体が戻れば息を吸う、という自然な働きに沿った動きになっています。

次のページに、容器が狭くなった状態、容器がもとに戻った状態というのを図にあらわしました。これが自然の働きだということがおわかりいただけるでしょうか。

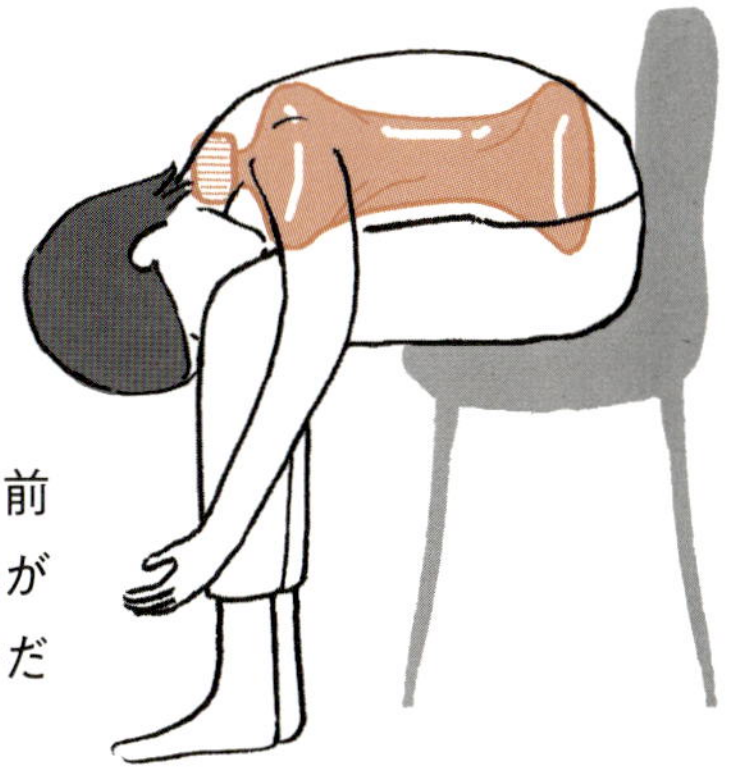

胴体が容器だと考えると、前に倒れた状態ではその容器が狭くなっている。この状態だと息は自然に出ていく。

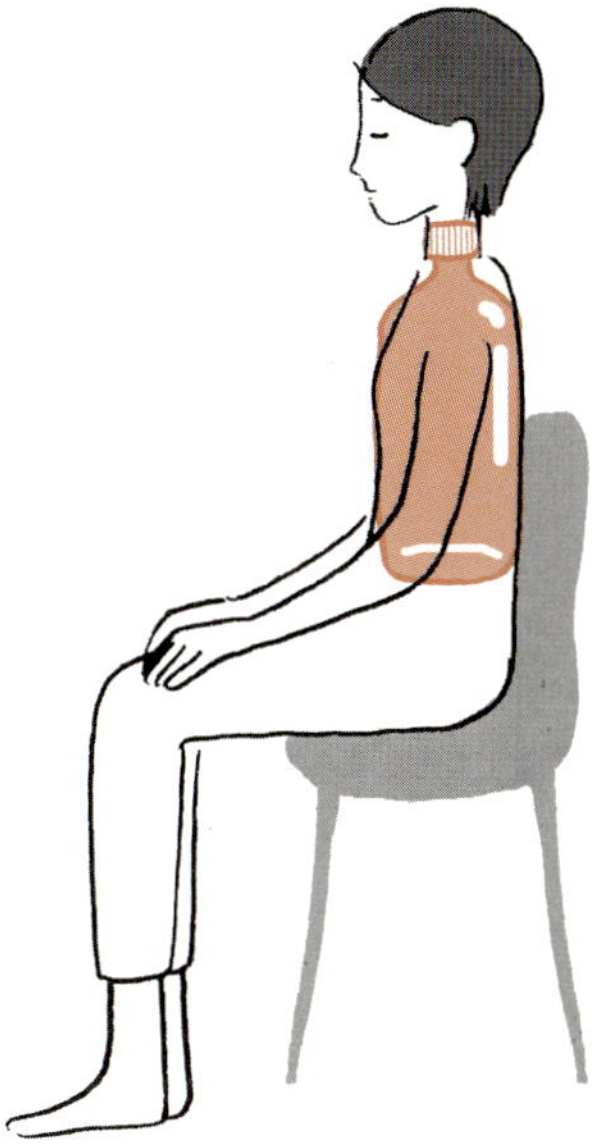

もとの姿勢に戻ると、胴体の容器はもとに戻って中が広くなっている。この状態だと息は入ってくる。

前屈という簡単な動きでしたし、本を読んでいるという落ち着いた環境でやっている方が多いと思いますので、ある程度の方は❸になったのではないでしょうか。この動きで❶❷だった方は相当に力み体質がひどいです。

「❸で自然な動きができているのに、どうして不調なの？」

という質問をいただくことがありますが、いついかなるときもそのように自然な動きができているか、ということが大切なのです。たとえば家事をしているとき、人と話しているとき、仕事をしているとき、掃除をしているときは？　それができている割合が高ければ高いほど、不調リスクは減ります。

自然な動きの呼吸が妨げられていて、かなり不調が強い方は、たとえば靴下をはくだけ、ドライヤーで髪を乾かすだけ、立つだけ、座るだけでも、人間が本来持っている呼吸の自然な働きが機能しなくなってしまいます。

つまり、呼吸の自然な働きができている比率が低いほど、不調リスクは高まります。

不調につながる伏線というのはここから始まっていると考えられます。自然の働きと逆の働きが出ているときには、体にとっては無理がかかっているので、間違いなく力みます。

力むというのは筋肉の緊張、こりにつながり、筋肉の異常は神経や関節の異常にもつながり、それは循環、内臓、そして体全体が緊張すれば精神にも影響を与えるのです。

呼吸というのは、単に息をしているだけではなく、呼吸を通して、体全体の状態を把握することができるものなのです。

今度は、手先を地面に向かって、「まっすぐに前屈する！　手を伸ばす方向から目線を離さない！」というふうに強く意識して、その意識のままで前屈してみましょう。

1

椅子に浅く腰かけて、今度は
「前に倒れるぞ！」と強い意思をもち、
手に力を入れます。

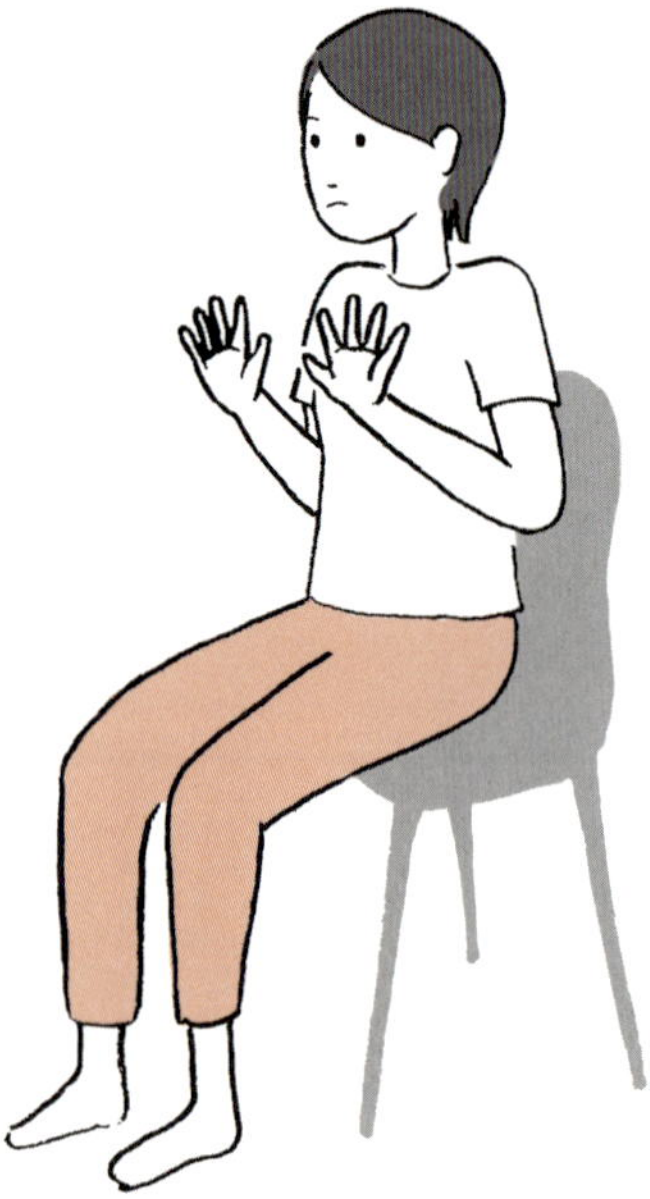

2

手を床につけようとして、一生懸命前に倒れます。

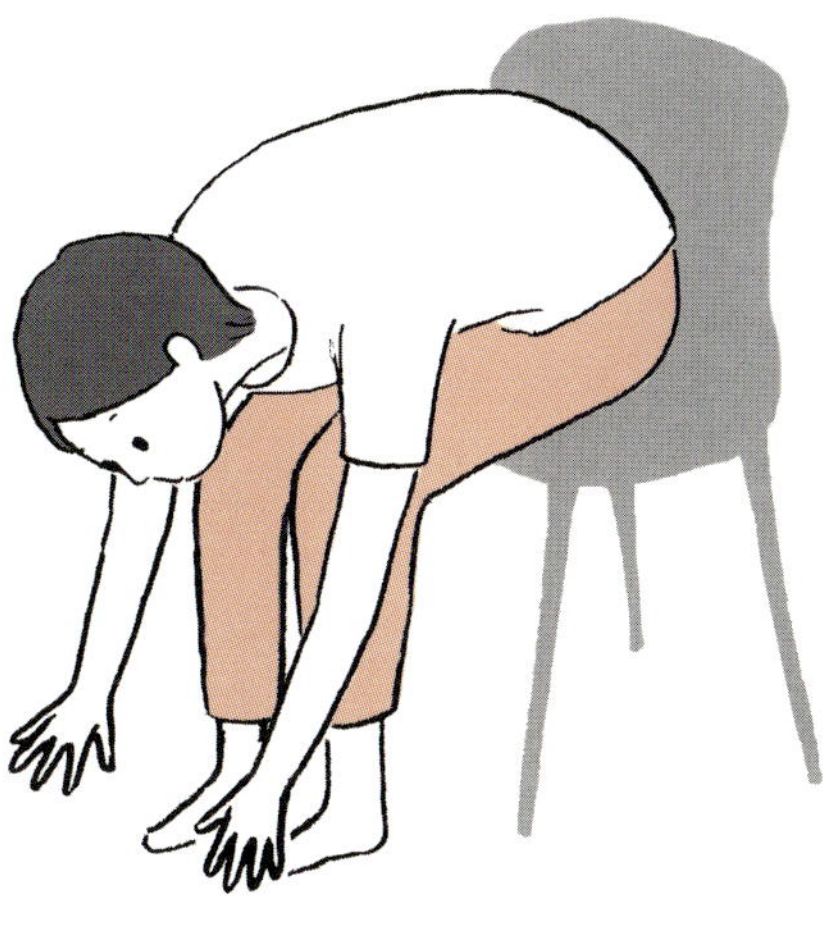

ただし、体に痛みが出るほど無理はしないよう気をつけてください。目線は手を伸ばす方向に。

3

体をもとに戻して
最初の形になります。

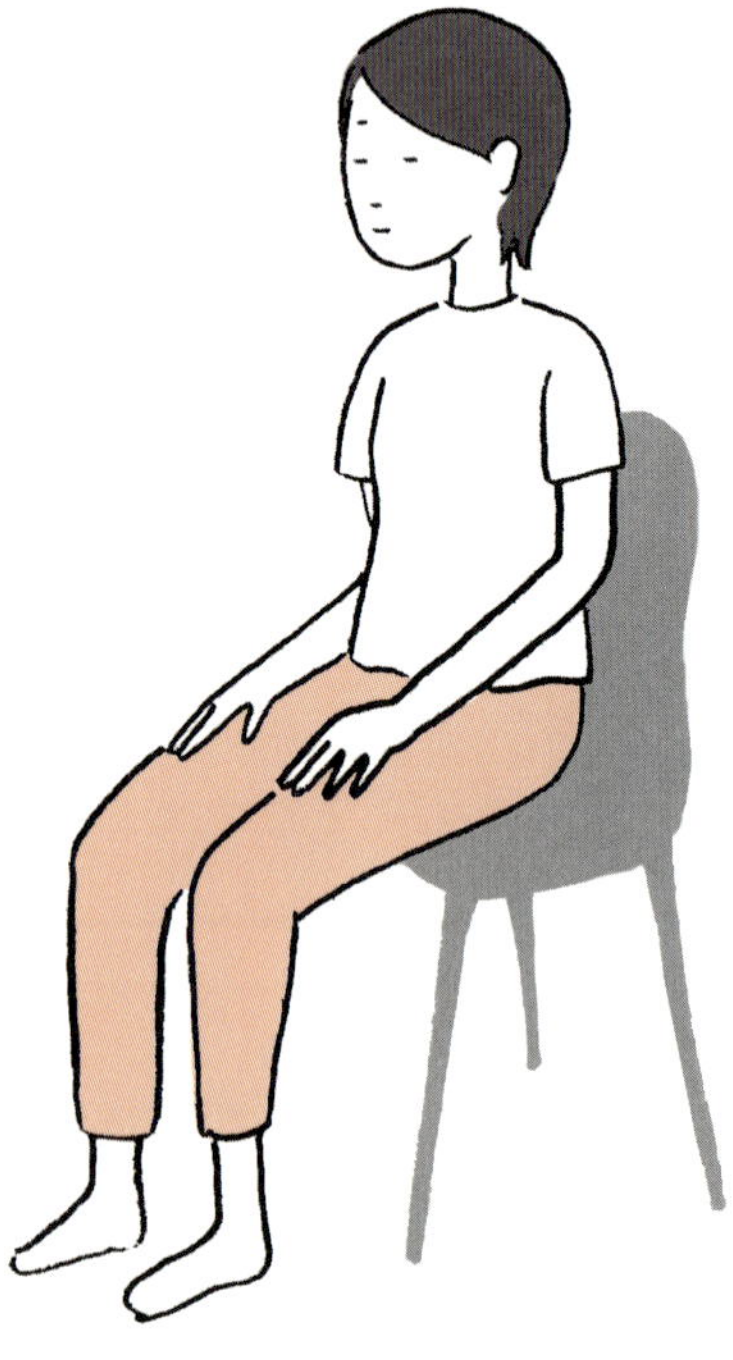

どうでしたか？

今度は多くの方が、❶や❷、もしくはそれに近い状態だったのではないでしょうか。


リラックスした状態で行った場合は自然に❸になっていたのに、「さあ、前に倒れよう！」と強い意思をもった途端、呼吸が乱れてしまう。

これこそが「力み」の正体のひとつなのです。

実は不調体質の方は、これと同じことが、日常の生活の中で何度も何度も起こっています。

これに関しては、のちほど2章で詳しくお伝えしていきます。


今やっていただいたふたつの動きを通して、「自然な動きの呼吸」と「自然な働きが妨げられた呼吸」を体感していただけたでしょうか。

自然な働きの呼吸が妨げられたとき、どんな感覚がしましたか？
出ていくべきときに息が出ていかない、入るべきときに息が入らない。
ただこれだけで体が力んだと思います。

力むというのは、前述したように筋肉の緊張です。筋肉が緊張すれば神経も緊張しますし、関節の動きも悪くなります。当然、血流も悪くなります。その圧迫感は内臓にも影響を与えます。結果的に体全体が滞《とどこお》ることになり、体がそうなれば、自律神経のバランスや精神状態にまで影響を及ぼします。
つまり、その瞬間にそういうことが起きたということなのです。

人間は日常の中で、何回そういった動きをするでしょうか？
ものをとる、しゃがむ、立つ、振り返る……。想像してみてください。
おそらく千回単位でしています。

たとえば、その中の半分、５００回。自然な働きが妨げられた呼吸になっていたとしたら、５００回力んだということになるのです。

これがまさしく、〝不調の芽〟そのものです。

その芽に、正しく目を向けていくことが「養生思考」であり、その芽にいかに気づき、修正していくかの鍵になるのが呼吸なのです。

自然な呼吸ができていない

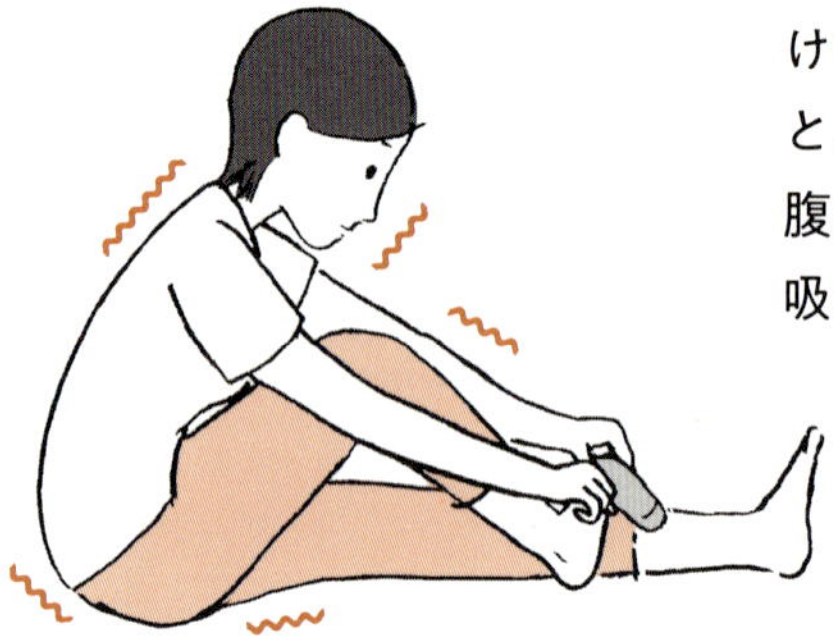

不自然な体勢から手先だけで靴下をはこうとすると、首がすくみ、肩やお腹に力が入る。そして呼吸が止まる。

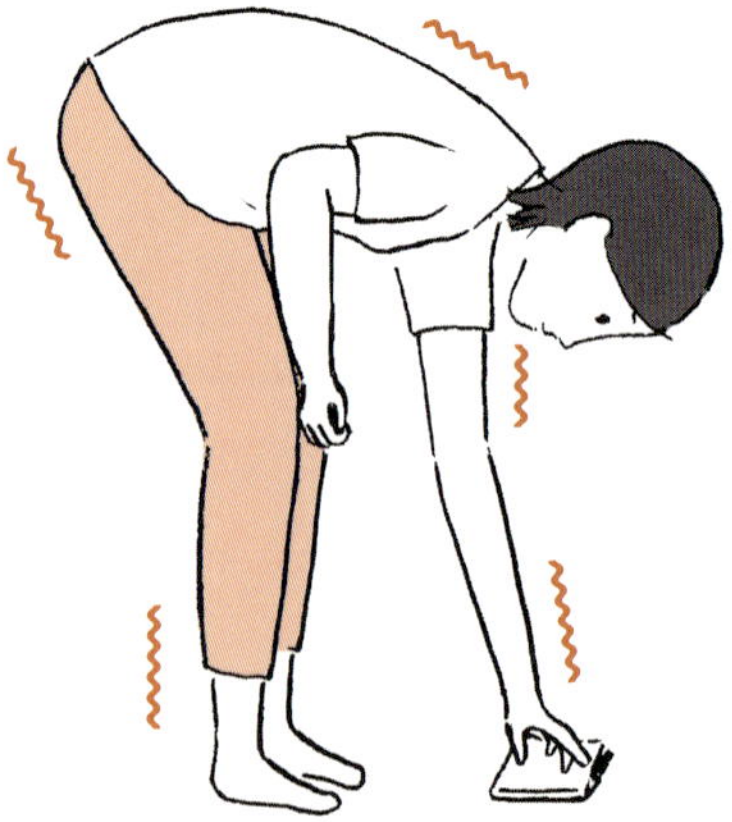

落ちたものを拾うとき、手先だけ気にして前屈すると、腕や肩、お腹、股関節やひざにも力が入って固まり、呼吸が止まる。

自然な呼吸ができている

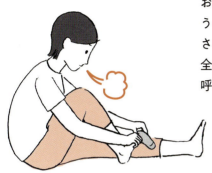

お腹と太ももをつけるように前屈し、体勢を安定させてから靴下をはく。全身の力みがなく自然に呼吸している。

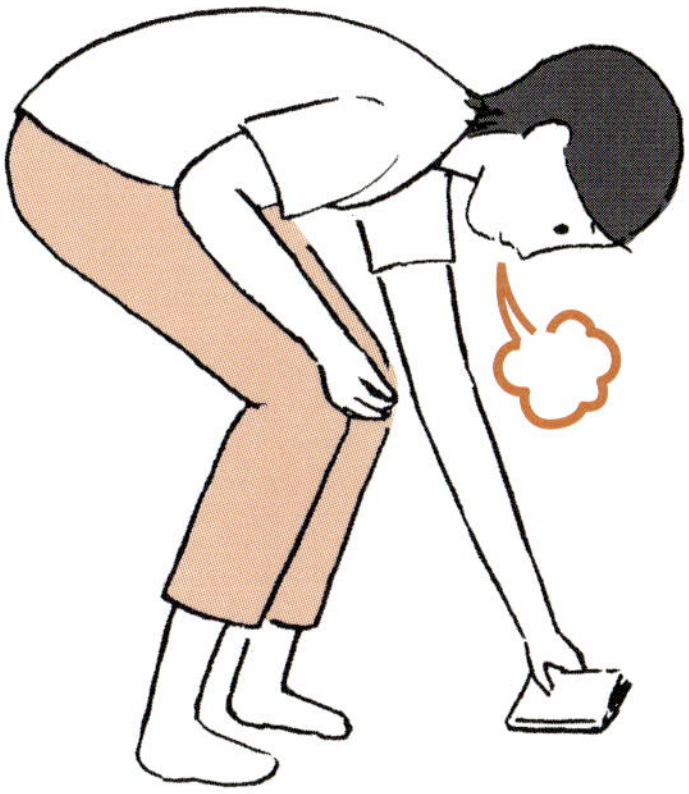

ひざと股関節を軽く曲げて、お尻を引き、体を自然に前屈させる。無理なくものが拾えるので、自然に呼吸できる。

私と夫が抱えていたあらゆる不調、難病……呼吸がすべてを変えた

今でこそ、呼吸を使って健康への道筋をみなさんにお伝えしている私ですが、10数年前までは、「病気のデパート」と呼ばれるほど不調だらけの体質でした。

重度の肩こり、腰痛、ヘルニア、腱鞘炎《けんしょうえん》、偏頭痛、生理痛、生理不順、じんましん、アトピー性皮膚炎……10代のころから20年近く、たくさんの症状に悩まされ続けてきました。

そんな私があるときを境に、ほんの1年足らずですべての症状を消し去ることができたのです。私を不調から救ってくれたたったひとつのこと——そ

れが呼吸でした。

きっかけは、同業者である夫です。彼は中学生のころからクローン病という免疫疾患による難病で入退院をくり返し、一時は自力で歩くことさえままならないほど弱っていました。そんな夫がいつのまにかすっかり元気になり、普通に生活を送っているのです。

「どうしてそんなに元気になったの？」

「息の質を変えているんだよ」

その一言から私の発想と人生が劇的に変わることになりました。

私の息の質も変えよう。

そう決意して、自分の体でいろいろ試しました。いつでも自分の呼吸を見直すようにしたのです。自然な呼吸が働いているかどうか。

自然な呼吸が働いていないとき、パスタを食べていても、テーブルの下で足に力が入っている。歯磨きをしていても、片方の手がピストルを持つような形になっている。どうしてこんなに力んでいるんだろう……。そんなふうになるのです。

そんな力みに気づいては、ひとつひとつやめていき、呼吸を整えていく。気づいたら、あんなに苦しめられた不調の数々がきれいに消えていたのです。まるで、生きるヒントが一度に降ってきたようでした。

自分の力みに気づき、気づいたら力を抜き、来る日も来る日も自分にもともと備わっている呼吸を実践する。私が元気になった経緯は、この本に書いている〝呼吸を通した養生思考〟そのものです。

養生思考は、人に頼るだけでなく、健康の主体を自分に置いて、すぐに、誰でもできる日常の変革。そう実感しています。

第1章

「健康ながいき」は養生思考によって積み立てられる

養生思考は、小さい草の芽を摘みとるように、

小さい不調の芽に気づき、摘みとること。

それならば、気づくために、

まず自分の体を知ることから始めましょう。

知るにはどうしたらいいか？

人と仲良くなるように、自分の体と対話をするのです。

体は言葉をもちませんが、

呼吸を通して、まだ小さい不調の芽を教えてくれます。

オギャーと生まれてから、まさに息を引き取るまで
私たちは呼吸とともにあります。
日常を片時も離れることがありませんから、
呼吸に不調の芽を知らせてもらう習慣ができれば、
まさにそれが養生思考。
これからの自分をつくる、〝健康ながいき〟の秘訣です。

養生思考で、体と人生が変わるまで

「あなたは、これからどんなふうに生きていきたいですか？」

「自分の体とどうつき合っていきたいですか？」

私は、自分の治療院や呼吸教室で患者さんとお会いするとき、最初にこんな質問を投げかけることがあります。


最初はみなさんとまどって、質問の意味をはかりかねるようです。でも「体のことなんかどうでもいい、病気になったってかまわない」なんて思う方はそもそも治療院を訪ねてこないでしょう。呼吸教室で体の仕組みや呼吸の仕組みを学び、体感していくと、みなさん「自分の体をもっと知りたい」

「体と仲良く生きていきたい」と納得して帰っていかれます。

世の中では、「病気にならないために○○をする」「体に効くから○○を食べる」という考え方がほとんどです。もちろん不調に悩んでいる状態であれば無理もないですが、私がおすすめするのは、**もっと自分の体を知って、自分の体と仲良くするために、呼吸を使うこと**。それがこの本でいう養生思考です。

養生思考でどう体が変わっていくのか、流れをわかりやすくまとめてみました。

❶呼吸を使って、毎日体と対話する
（自然な働きの呼吸ができているかどうか）

←
❷力んだり、息を止めている自分に気づけるようになる
←
❸体からのSOSを察知して、対応できるようになる
←
❹力みと息を止める回数が減って、体の負担が減る
←
❺不調になりにくく、なっても回復しやすい体になる

私はもちろん、私のところで呼吸の勉強をしている方々は、この流れを経て不調体質から抜け出し、新しい人生を歩んでいます。

養生思考とは別に、治療思考という考え方もあります。その中身と流れを

追ってみますので、養生思考とどう異なるか見てみてください。

❶不調や痛みを感じる
❷それに対しての対処のケアをしたり、治療を受ける
❸改善し、再発しないように注意する
❹やがて再発させないための注意を忘れてしまう。もしくは仕事や日々の忙しさの中で気遣うことを忘れてしまう
❺再びケアや治療を受ける

養生思考と治療思考は、どちらが正しくてどちらが間違っているということではありません。ただ治療思考だけでは、限界を感じることもあるでしょう。日常の中で、不調を大事に至らないうちに解消するには、養生思考を土台に置くことが大切だと私は考えています。

まとめ

「病気にならないために〇〇をする」
「体に効くから〇〇を食べる」
そんな考えに
とらわれすぎていませんか。

自分の小さな変化を察知することが、養生思考のはじめの一歩

最近、朝、いつもよりバタバタしている。
やたらと人に当たってしまう。
ものの扱い方が雑になっている……。
日常のそんな自分の小さな変化を感じられますか？

それは、人がもともともっている自分を察知する力。動物としての本能といってもいいでしょう。それは自分を癒やす力でもあります。

私は、今を生きる私たち現代人には、体の状態を察知するその力が足りていないのではないかと感じています。だから自然の働きの呼吸が妨げられて

いることにも気づけない、と考えています。

もともとそういう力をもっているはずなのに、日々の暮らしに必死になって、あるいはがんばりすぎて、肝心要の自分自身の体に対して適切に反応できなくなっていないでしょうか。

小さな体の変化は、最初のうちは不調として症状にはあらわれません。けれど、それに気づけなかったり、気づいても見て見ぬふりをしてそのまま長く放っておいたらどうなるでしょう。

あるいは、気づくのが遅すぎたら？

やがて痛みやこりなどの不調を引き起こしたり、ひいては病につながってしまうかもしれません。

そうなるずっと手前で、日常を変えていこうという考え方が養生思考。

そして、自分の体の小さな変化に気づくために、いちばん確実で頼りになるのが呼吸です。

まとめ

小さな変化を
察知する力は
あなたを癒やす力になります。

あなたは、いつ自分の小さな変化に気づけますか？

体の変化の気づきには段階があり、早ければ早いほど、体の負担は少なくてすみます。自分のあり方と照らし合わせてみてください。

❶日々の何気ない所作の変化で気づく
❷体のキレの悪さで気づく
❸なんだかいつもと違う。そんな違和感で気づく

❶〜❸は早い気づき。自分の手で対処できる養生思考といえます。
たとえば、❶。ある日、〝書く〟といういつもの所作の中で、字が整わずに

荒れていたとしましょう。手は力み、自然な働きの呼吸がなくなり、一瞬止まっているはずですが、その段階で気づけばすぐに対処ができますよね。

❹体が重い、なんとなく調子がよくないことに気づく
❺慢性的な不調で気づく
❻痛みに襲われてから気づく
❼病になってから、やっと気づく

❻や❼になると、もう人の力も必要になってくる段階です。治療院や病院に駆け込み、痛みや症状を解消することだけに集中せざるをえない治療思考です。呼吸を顧みる余裕はなくなっているでしょう。

体の不調、いわゆる不快な症状は、別の言い方をすれば不調の芽が育って

表現された状態です。それまで少しずつ積み重ねてきた力みや、呼吸の乱れによって体が緊張し続け、何らかのきっかけで具体的な症状となって抑えきれずに表に飛び出してくるのです。

肩こりなのか、腰痛なのか、精神がまいっているのか、内臓の不調なのかは人それぞれ。

症状が発現するきっかけも、不規則な食生活や、無理な姿勢を長時間とり続けたことによる弊害、精神的なストレスなどさまざまです。

けれど、その手前の何もなかった日常の中に、不調の伏線、つまり自然な働きの呼吸ができなくなっているということも忘れないでいただきたいと思います。

気づきはタイミングこそが大切です。

まとめ

いつも書いている文字が
なんだか整わずに荒れている。
そんな違和感ひとつが
あなたの体の変化の気づきになります。

今だけでなく、未来を見据えて健康を考える

年齢を重ねると、多くの方が大なり小なり、ひとつやふたつくらいは何らかの体の不調を抱えているのではないでしょうか？　友人と会うと、話題は決まって病院通いや飲んでいる薬に関してばかり、そんな声もよく聞きます。

人生にはさまざまな時代があります。

成長期の余韻に浸れる30歳くらいまでは、体力も勢いもあり、若いころと同じようなやり方で日々やっていけるものです。植物でいえば、水と栄養をあげていれば何とかなる時期。手入れも比較的楽です。

けれど、大丈夫だからと手入れをしなければ、成長期が終わって久しい40

歳あたりから、急激にそのやり方が通用しなくなります。

壮年期の40代になればなおさら。30代でどれだけ無理をしてきたか、その結果がはっきりと体にあらわれます。

そのあと、体の変化が起こる更年期をやっと乗り越えた先にあるのが、70代前半の老年過渡期、それ以降の老年期。

高齢化社会になって平均寿命が延び、決して短いとはいえないその時期をどう迎えるかは、その前の過ごし方にかかっています。

健康は地続き。

たとえば60代になって、急に肩こりや腰痛、膝痛などの不調が出たとしたら、実は、それには50代の過ごし方など、過去の自分のありようが影響しているのです。

逆にいえば、そのときどきに体をケアし、自分の体とまっすぐに向き合っていれば、よりよい次の時代を迎えられるということ。

これから始める呼吸を通しての養生思考は、今のためだけではなく、未来を明るくするための希望の種です。

症状に対処する治療思考がマイナスからゼロへの考え方だとすれば、養生思考は、ゼロである今をプラスとなる未来へ変えていくことも含む前向きな生き方です。

人は1日に3万回呼吸をします。1年なら1095万回です。数字を見るだけでも、今、呼吸を通して自分の体と対話することがどれだけ大事かがわかりますね。

健康は地続き。
未来のあなたの体は、
今日からの過ごし方で決まります。

養生思考は、きっとあなたの人生の礎になる

体に起きた不調の芽を、日常の中で小さいうちに摘みとるのが養生思考。不調が大きくなってから、症状を抑える対処をするのが治療思考。

くどいようですが、どちらが正しいとか、優れていると言いたいのではありません。今起きている不調を一刻も早く解決したいときには、病院や治療院に足を運んで治療をするのは当然の流れです。

ただ、不調に陥る前に、あるいは今、陥っていたとしても、自分の体や健康の根本を考える養生思考があることを知っておいてほしいのです。

治療院で、長年、さまざまな方と接している中で、自分の体とうまくつき合えている方の特徴は、養生思考がその方なりにできていて、治療思考とのいいバランスを保っているというところです。

養生思考は日々の暮らしの中ではぐくめます。

いちばん確かなのは、もともと人の体に備わっている自然な働きの呼吸ができているかどうかですが、ほかにもさまざまな場面にヒントがあります。

たとえば、私の治療院に長く通っていらっしゃるある方は、来院するときに、必ず自宅から40〜50分かけて歩いてきます。

治療思考で考えれば、健康にいいから歩くということになるでしょう。でも、これを養生思考で考えると少し違ってきます。

今日の足取りの軽さ・重さはどうか。動くリズムがちぐはぐになっていいないか。今日は気持ちが焦ってしまうか、落ち着いていているか。いつもの自分の調子と違うところはないか……。呼吸でいえば、自然な働きができているかどうか。

そんなことを自分の感覚で確認しながら、状態を察知し、把握するのです。

言葉を変えるなら、養生思考は体が壊れないためのあり方を模索することで、治療思考は、壊れた体を修復するための対処法。

前者が人という存在まるごとを考えるのに対し、後者は不調・病気が対象であるともいえます。

卵は、黄身と白身、殻がそろって初めて卵。人の体のとらえ方も一緒です。痛いところや患っているところだけに集中しないで、体全体の調子をいつでも感じとれる……。そんな人こそ健康といえるのではないでしょうか。

まとめ

今日の足取りや
動くリズム。
さまざまな場面に
体を知るヒントがあります。

治療思考だけに陥ってしまった、かつての私

養生思考を語る上で、私がこの仕事を始める前、不調に苦しんでいたそのころのことにもう少し触れておく必要があるかもしれません。

幼少時代の私は常に息苦しさを抱えながら過ごしていました。中学生、高校生になってからはヨガや整体に通いましたが、不調は一向に改善されず、出口の見えないトンネルを歩いているよう。

大学を卒業してからはアメリカに渡ってスポーツトレーナーになることを志したり、専門学校で体のことを学んで治療師となりました。

それでも状況は変わらず、どうすれば治るのか、何が効くのか、あるいは効かないのかと、それだけを考えてもがいていた当時を思い出します。

そんなある日のこと、とてもショックなことがありました。
友人に「健康って何?」と聞かれて、何も答えられなかったのです。

頭で学んだ知識から、WHO（世界保健機構）による健康の定義をすらすらっと言うことはできました。「健康とは、病気ではないとか、弱っていないということだけではなく、肉体的にも、精神的にも、そして社会的にも、すべてが満たされた状態にあること」と。
けれど、私自身が、健康というものをどうとらえ、どう考えているのか、肝心なことを自分の言葉で語ることができませんでした。

本当の健康って何だろう? 痛いって何だろう?
ひいては、生きるって何だろう?
私が本当の意味で体のことを考えるようになったのはそれからです。

思えばかつての私は、不調を抱えて、ただ治療院に足を運び、先生の思う通りに施術してもらうだけ。すべて受け身です。

自分の体のことを不調の芽から察知して、それを自ら修正していく。つまり、自分を知るという発想がゼロで、自分のことなのに人まかせ、そこに自分がいない、自分を見失っていたということだったんですね。

そんなときに出会ったのが呼吸。本当の健康とは何かともう一度聞かれたら、今は自信をもってこう答えます。

それは、体といつでも対話できる自分であること。それを基本に、毎日を楽しみ尽くせる自分であることです。

まとめ

あなたの体は
あなただけのもの。
健康を人まかせにしていたら
自分を見失ってしまいます。

呼吸を通した養生思考は、日本人ならではのもの

息という字は「自」らの「心」と書きます。

心と体のありようが呼吸に反映することを、この字を作った人は知っていたのでしょうか。


ほかにも、日本語には〝息〟のつく言葉がたくさんあります。

たとえば「ひと息つく」

「休息する」

「息抜きをする」

これらは自分を癒やすための言葉。養生するためにすることですね。体の状態を察知して疲れたと思ったとき、息を落ち着かせることが大切であることをあらわしているかのようです。

また、「息子」や「愛息」などは、かけがえのない我が子を言い表しますし、「息吹」、「息づく」は希望に満ちた明るい言葉。

亡くなることを「息を引き取る」と言いますし、「息の根を止める」、「息を殺す」、「息まく」なども。

数え上げたらいったいいくつになるでしょう。日本人が昔から、呼吸をどれだけ身近な存在としてきたかがわかります。

そういえば、ここ数年は、〝空気を読む〟という言葉もさかんに使われるようになりました。相手の心を思いやって、相手が傷つかないように受け答えするという、日本人ならではの発想かもしれません。

長く伝わってきた日本古来の文化に視点を移せば、やはり〝間〟を尊ぶものが多くあります。

生け花では、花と花の間の距離を重んじて、そこに自然に吹く風や空気感を表現しますし、剣道や合気道などの武道も、相手との間のとり方が勝敗を分けるといわれています。**健康でいえば、自分の心と自分の体の間にあるのが呼吸となります。**

そんな日本人だからこそ、呼吸を通しての養生思考がとてもふさわしいと私は自負しています。

まとめ

ひと息つく。休息する。息抜きする……。
昔から、そんな言葉で
〝息〟を重んじてきた
日本人の知恵を受け継ぎたい。

養生思考で生きる人たちには、気づける日常がある

夫であり仕事のパートナーでもある森田敦史から聞いた、忘れられない話があります。彼が20代のころ、高齢者のケアをしていたときに出会った、ひとりのおばあちゃんの話です。

そのおばあちゃんは、朝起きると必ず、まずカーテンをあけて太陽に向かって合掌し、〝ありがとう〟と声に出して言っていたそうです。

そのあとは、外に出て、軽く2～3分簡単な体操をする。

そして郵便ポストまで歩いて行き、新聞をとり出し、新聞に目を通し、顔を洗い、身支度を整え、朝食を摂る。

郵便はがき

お手数ですが
切手を
お貼りください

1 5 0 - 8 4 8 2

東京都渋谷区恵比寿4-4-9
えびす大黒ビル
ワニブックス 書籍編集部

お買い求めいただいた本のタイトル

本書をお買い上げいただきまして、誠にありがとうございます。
本アンケートにお答えいただけたら幸いです。
ご返信いただいた方の中から、
抽選で毎月５名様に図書カード（1000円分）をプレゼントします。

ご住所　〒

TEL（　　-　　-　　）

お名前《（ふりがな）》

ご職業

年齢　　歳

性別　男・女

いただいたご感想を、新聞広告などに匿名で使用してもよろしいですか？　（はい・いいえ）

※ご記入いただいた「個人情報」は、許可なく他の目的で使用することはありません。
※いただいたご感想は、一部内容を改変させていただく可能性があります。

●この本をどこでお知りになりましたか?(複数回答可)

1. 書店で実物を見て　　2. 知人にすすめられて
3. テレビで観た(番組名:　　)
4. ラジオで聴いた(番組名:　　)
5. 新聞・雑誌の書評や記事(紙・誌名:　　)
6. インターネットで(具体的に:　　)
7. 新聞広告(　　新聞)　　8. その他(　　)

●購入された動機は何ですか?(複数回答可)

1. タイトルにひかれた　　2. テーマに興味をもった
3. 装丁・デザインにひかれた　　4. 広告や書評にひかれた
5. その他(　　)

●この本で特に良かったページはありますか?

[　　]

●最近気になる人や話題はありますか?

[　　]

●この本についてのご意見・ご感想をお書きください。

[　　]

以上となります。ご協力ありがとうございました。

来る日も来る日も、この生活を、まったく同じ時間、リズムでくり返していたといいます。

手を合わせて〝ありがとう〟と言うのは、朝起きたときだけではありません。

食事をいただくときも、布団に入って眠る前も〝ありがとう〟。まわりの人や起こることすべてに感謝をし、その気持ちをあらわしていましたから、私たちは、親しみを込めて、ひそかに〝ありがとうのおばあちゃん〟と呼ばせていただいていました。

おばあちゃんの所作のひとつひとつには、健康の秘訣のようなものは何もありません。呼吸の話をしたこともありません。

けれど、ご自身にとって、無意識に心を込めてくり返していた行為こそが、

その日の気分や体調を把握する術だったのではないでしょうか。

それが彼女の養生思考であり、体との対話だったのでしょう。

その証拠に、とてもお元気でご長寿でした。寝たきりになる期間も短かく、医師からは理想的な最期と言われたと聞いています。

人は、健康の秘訣を探すとき、つい方法ややり方ばかりを探してしまいがちです。でも結局、たとえば私が自然な働きの呼吸で何をしているのかといえば、〝自分の体の状態をいかにして察知するか〟ということになります。察知するために使うのが呼吸なのか、毎日行う特定の習慣なのか、という違いだけです。

養生思考とは、その呼吸や習慣によって、自分のありようを把握し、修正することに意味があります。それは形にあらわれない無形の秘訣なのです。

まとめ

朝起きたとき、食事をいただくとき、
布団に入って眠るときも〝ありがとう〟。
そんな生き方が
「健康ながいき」のヒントになります。

第2章

養生思考の始まりは呼吸に「気づく」こと

養生思考がどういうものかわかってきたところで、

次は、呼吸がどのようにして不調の芽を教えてくれるのかを

より具体的にお話ししていきましょう。

合図は、〝力む〟〝止まる〟。自然の働きの呼吸ができていない。

何気ない場面で頻繁に起こりますから、

見過ごさないように、気づくコツをつかんでください。

そして、気づいたら〝力む〟〝止まる〟を解消する。

もしくは次からは気をつけるだけ。

養生思考はとてもシンプルです。

〝力む〟〝止まる〟がなくなると、

呼吸はこれまでよりずっと深く、心地よいものになります。

1日に3万回もする呼吸。

1回ずつは小さくても、

その質が変わるのはとても大きなことです。

所作が変わり、体が変わり、日常が変わります。

無意識の中で、呼吸は乱れを起こす

13ページからご紹介した前屈の呼吸では、リラックスした状態で前屈したときには息が自然に出入りしたのに、手にぐっと力を入れて指をパーの形に開き、「指先を床につけるぞ！」と頭で意識したとたん、息が止まったり、浅くなったりしたのではないでしょうか？　呼吸とはそういうものです。**力めば、息が止まり、息が止まれば、また力む仕組みになっています。**

日常のちょっとした動作の中でも、同じことが起こっています。

髪を乾かすときにドライヤーを持つ手にぎゅっと力が入っていたり、いつの間にか食事をするときに箸を握りしめていたり、精神的なストレスで体全体が緊張しているときにも人は力み、息が止まります。

それが呼吸の乱れであり、体からのサインです。

では、なぜ、呼吸は乱れを起こしてしまうのでしょう？

私は、体が感じる本能の部分と、頭で考える部分のバランスがとれていないからだと考えています。

体で感じる（察知する自分）。

頭で考える（やろうとする自分）。

どちらも大切なことは言うまでもありません。ふたつとも、人として生きる上での柱であり、調和してこそのものです。

けれど、**現代人は本能の部分がおろそかになりがちです。**いつでも頭を忙しくフル回転させ、目の前のことだけに一生懸命になっているうちに、そのつもりはなくても体で感じる自分が消えてしまい、力んでいるものなのです。

そんな体からのサインに気づかないとしたら、体がかわいそうです。

力めば、息は止まり、
息が止まれば、また力む。
呼吸の乱れは
あなたの体が発しているサインです。

〝感じる自分〟を育てるということ

前項では、体で感じる、頭で考えるというバランスがくずれると息が止まる、力むということをお話ししました。13ページからの❶～❸の結果は、それがどうなっているか？　のチェックだったのです。

「前屈しよう！」と思えば思うほど、息は止まり、体は力みます。

人間は考える動物です。

考えることと動物である本能、つまり感じることとのバランスがくずれたときに、不調和という状態になってしまい、息が止まり、体は力むのです。

外で遊ぶ、五感を使う、自然に触れる、体を動かす、温泉に入る、映画を観る、音楽を聴く……。なぜこれらが大切なのかといえば、忙しい日常の中で、感じることを忘れやすい現代人が、感じることをする貴重な機会だからだと私は思います。

不調がひどくなると、1日にする何気ない動きの多くが、考えることと感じることのバランスがとれていない状態になっています。

しかし、どこかで〝感じる自分〟を育てておくと、ただそれだけで息が止まったり、力むことは確実に減ってきます。

自分に次のように声かけしてから同じことをやってみてください。

「体や呼吸の言い分を聴く自分もいますよ」

すると、不思議なことに❸になりやすくなります。そして❸になるように動き方やスピードが自然に変わります。これは簡易的に〝感じる自分〟をつくったから起きることです。

ドライヤーをかけるときでも、食事のときでも、どんなときでも同じです。声に出さなくてもいいですから、心の中で同じことを声かけしてみてください。

慣れてくると、声かけしなくても自然に〝感じる自分〟がいる状態でできるようになりますから。

また、4章で紹介する練習をくり返すのも、とても有効です。

まとめ

ドライヤーをかけるとき、
食事をするとき、
心の中でつぶやくだけで
呼吸が自然になる「まほうの言葉」。

あなたは、自分の力みグセを知らない

起きる、立つ、歩く、座る、食べる、家事をする、人と話す……。

私たちは1日にそれはたくさんのことをし、体を動かしています。その所作の多くは、時間の流れの中でいつも無意識にしていること。ひとつひとつを見直すことなどなく暮らしているものですよね。

実はこの中に、不調を引き起こす伏線、〝力み〟が潜んでいます。

たとえば、牛乳パックを開けるとき。

指先にものすごい力を入れていませんか？

ひじや肩までいからせて「んっ」と声を出したりしていないでしょうか？

同じような場面をあげるなら、缶ジュースのプルトップを上げるときや、おせんべいの袋を開けるときはどうでしょう？

袋にはちゃんと開けやすい場所の印がついているし、開けづらいならハサミを使えばいいだけなのに、**なぜか力ずくで、えいっとやってしまうとしたら、それは長い間の習慣で〝力みグセ〟です**。

力めば、息が止まり、圧がたまり、体全体が緊張してしまうというのは、1章でもお話しした通り。

あらゆる動作の中で、1日に何度もそれをくり返していたらいったいどうなるでしょう。

1か月続けたら？

1年経ったら？

体の負担がどんどん蓄積されてしまいます。

私が自分の力みに最初に気づいたのも日常のふとした動作の中。歯磨きをするときの、歯ブラシを持っていないほうの左手でした。知らず知らずに力を入れて、ピストルみたいな形に指を出したまま固まっていて、これ何？と思ったのです。今思えば、〝感じる自分〟の欠如ですね。

あなたはどうでしょう。

朝起きたとき、部屋に光を入れようとして、それをやろう、という考えだけで、カーテンをすごい力で引いていませんか？

台所に立って夕食の支度をしているとき、野菜を切るために持った包丁を、余計な力を入れてぎゅっと握っていませんか？

お風呂掃除をするときに、洗剤のついたスポンジを満身の力を込めてゴシゴシと浴槽にこすりつけていませんか？

まとめ

ついカずくで
えいっとやってしまう。
あらゆる動作に
力みグセが潜んでいます。

呼吸で、今のあなたの状態の答え合わせができる

あらゆる動作の中で力んでは、息を止め、息をため、そして体の循環を滞らせている現代人。そんな自分を見直すためにどうしたらいいのでしょう？

私は、力んでいることに気づくそのたびに、〝それ、息を止めてまでやらなくちゃいけないことなの？　そんなにがんばってやらなくちゃいけないの？〟と自分に聞くようにしています。

もし、牛乳パックを開ける手にぐーっと力を入れていることに気づいたら、あなたも自分に聞いてみてください。

そして、力む必要がないとわかると、ふっと力を抜くことができます。

聞いては力が抜け、また別の場面で聞いては、力が抜け……。

そんなことをくり返していると、自分の動き方のクセと対処の仕方がわかってきます。これも〝感じる〟ということを育てる方法です。

私もそうやって自分の体と対話し、答え合わせを続けて、今では、書いた字のちょっとした筆圧の違いで自分の状態がわかるようになりました。

呼吸はどんなときでも寄り添ってくれる存在であり、今の自分を映し出す鏡。

1章でそうお話ししましたね。ふとした動作をするときに力んで、息を止めているとしたら、それが呼吸の、体の答えです。

いつでもすぐに答え合わせができるのですから、とても簡単です。

〝今、必要以上に力んでいない？〟
〝そんなに力む必要あるの？〟
何度も何度も
あなた自身に聞いてみてください。

自然呼吸を日常のものにする。それが養生

13ページからご紹介した前屈の呼吸では、自然な働きの呼吸というものを感じていただきました。自然に働くということは、体にもともと備わっている働きを使うということです。それは体から発せられる信号であり、体から自然に湧いてくる欲求や衝動ということになります。前屈したあとに、呼吸したくなる衝動を感じられましたよね。

何かをしようとするとき、たとえば下に落ちたものをとるときを考えてみましょう。それをとろうとするとき、「とりたい」と考える自分（思考）と、その動きを察知して、動きが理にかなっているかどうかを判断する自分（本

能）がいます。

下のものをとるとき、それをとりたいと考えるだけではなく、

「体や呼吸の言い分を聴く自分もいますよ」

「それ、息を止めてまでやらなくちゃいけないこと？」

と自分に語りかけてあげましょう。ゆるむ自分、楽になる自分を許してあげるように。

動作とともに息が自然に出ていったなら、思考と本能が調和されたことになります。

そうやって日常の自分の動きと、呼吸を合わせていくことが、養生思考の実現ということになるのです。

ちなみに、呼吸の乱れの積み重ねによって、不調になり、そのときに気づき、そして治療やケアを受けるのが治療思考です。

下に落ちたものをとるとき、
あなたの動きとともに
自然に息が出ていっているか
観察してみましょう。

呼吸は、なくてはならない生命の源

呼吸の大切さを、また別の視点でお話ししましょう。

呼吸が生きる上で必要な酸素を体中に送ってくれていることは、多くの人が知っていますよね。でも、実は呼吸がもたらしてくれるものは、それだけではありません。

呼吸は、呼吸によるふくらむ、しぼむという力で、体にある200以上の関節をめぐって、血流や体液、リンパ液を循環させてくれています。

息が止まれば、その力が止まり、その循環が滞ってしまうわけですから大変。筋肉や血流、免疫、自律神経など、生きるために必要な機能が弱くなってしまいます。

体をひとつの容器としてとらえてみた場合も、同じことが理解できます。私たちは、呼吸をするときに息を吸っては体をふくらませ、吐いてはしぼませています。ところが呼吸が乱れてしまうとどうでしょう。

〝ふくらむ&しぼむ〟のリズムがくずれてしまい、呼吸や血流、体液の循環がうまくいかなくなってしまうのです。

私はよく、呼吸のことを、人に備わっているすばらしい自然治癒力だと表現します。それは先のような背景があるからです。

力む、止まる……という呼吸の誤作動が体にいかに負荷をかけるか、おわかりいただけたでしょうか。

まとめ

呼吸は人の自然治癒力。
酸素だけでなく、
血液や体液を体中に循環させて
私たちを生かしてくれます。

呼吸の練習を積み重ねた、その先にあること

呼吸の大切さを伝える仕事をして12年経ちますが、私は今も毎日呼吸の練習を続け、自分の体と対話しています。

日課は、息子が毎朝6時半に起きるので、その前、5時半から6時には目覚めて30分から1時間かけて体を動かすこと。

さらに仰向けのままいろいろな動きをして、息が体に入ってくるのと、体から出ていくのをじっくりと感じます。

そうすると、体も心も満たされて本当に気持ちいい。

自分に集中できている状態というのでしょうか。

体はほぐれてリラックスできます。かといって、ぼーっと弛緩《しかん》しているわけでもない。頭がさえて、感覚が研《と》ぎ澄まされている感じです。

力みも息が止まることもありませんから、不調の芽をこの時点で摘んでいることになります。

呼吸の練習を積み重ねてその感覚が体にしみ込めば、日常の中でリラックスするための時間をわざわざつくる必要は絶対ではなくなります。

私は、台所に立ってお茶碗を洗いながらでも、リラックスできるようになりました。リズムよく手を動かしながら、いつでも息の自然な出入りを感じて、すーっと集中できます。

ぱたぱたと洗濯物を畳みながら、同じ感覚を得ることも。

とても落ち着きます。

反対に、いつもと違う非日常の場面でも同じです。

私は最近、テレビ番組や講演で呼吸の大切さを多くの人に伝える機会が増えましたが、初めて会う人の前に立っても、慣れないセリフを言うことになっても緊張しませんし、動じません。

新しい体験ですから、わくわく心は動きます。

でも、がちがちに体が固まることもなく、「やるぞ！」というスイッチを入れるわけでもなく、その時間を楽しむことができます。

呼吸の練習を続けた先にあるものは、どんなことがあっても、いつも通りの自分でいられるようになること。

悲しい出来事があっても、怒りがおさまらないときもそう。

力まず、息が止まらず、落ち着いていられる自分になれます。

まとめ

リラックスするための時間をわざわざつくらなくても大丈夫。家事をしながら、仕事をしながら息の自然な出入りを感じて集中できます。

第3章

養生思考を邪魔する「思い込み」

〝力む〟〝止まる〟に気をつけながら、

深く心地よい呼吸を日常のものにできたら、

本当にすばらしいです。

でも、それにブレーキをかけるものがあります。

私たちの「思い込み」です。

頭では体と仲良くしているつもりなのに、

つい疲れをおして無理をしたり、

あふれる健康情報に惑わされ
呼吸に意識を向けるのを怠ってしまったり……。

そんなときにはあわてずに
もう一度、自分の呼吸を見直しましょう。
養生思考は、誰にでも、どこでも、
今すぐに始められる生き方ですから。

「私は大丈夫」という思い込みを信用しない

呼吸の大切さをみなさんにお伝えするようになってから12年。そんな私でも、かつて仕事に追われ、自分の体が発するシグナルに耳を傾けずに失態を演じてしまったことがありました。

初めての自著『深呼吸のまほう』を出版してから半年後。おかげさまで想像をこえる反響をいただいたこともあり、私の治療院の予約がいつもいっぱいの状態が続くようになったころのことです。

毎日、治療予約の電話が鳴り続け、メールも止まらない。3歳の息子の子育てもしながら、朝8時から夜の9時まで、ほとんど休み時間もなく働きづめの日々が続いたある夜のこと。突然、自宅で意識が朦朧《もうろう》として、主人が呼んでくれた救急車で病院に運ばれてしまったのです。

幸い命にかかわる病ではなく、大事に至らずにすみましたが、その時は歩くこともできず、目もうつろだったそうです。

原因は、過労、そして過信でした。

私を頼りに来てくださる方に応えたいという強い意思が先に立ち、自分の呼吸を整えることを後回しにしていたのです。

ちょっとおかしい、休んだほうがいいと、体がシグナルを出していることはどこかでわかっていました。

体の違和感もありました。

でも、それを「やろう、やらなきゃ」との思いで封じ込めていたのですね。

頭でっかちになって体との対話がおろそかになれば、自然呼吸はできなく

なります。些細なことで力み、息を止め、血流や筋肉の流れも滞らせる……。そんな悪循環を半年積み重ねて招いた結果です。

この本を読んでいる方の中にも、体に無理をさせている人がいるのではないでしょうか。

その前に、無理をしていること自体に気づいていますか？

〝痛みがないから大丈夫。病気じゃないから大丈夫〟というのは、あのときの私のように、思い込みや過信であることも少なくありません。

思考の力は強い、だからこそ体との対話を忘れてはいけないと、痛切に感じた出来事でした。

まとめ

「ここまでやろう」
「これだけはやらなくちゃ」
その強い意思が
体の声をかき消してしまいます。

がんばり屋さんの落とし穴

とうていこなせない量の仕事をひとりで抱えては、忙しさに息まいて態度が荒っぽくなる。

あるいは、余白がないくらいに手帳を予定でいっぱいにして、忙しくて時間がないからと、食事のとり方が乱雑で美しくない。

そんな人を見かけたことはありませんか？

今、私はがんばっている、充実している……と気持ちを高ぶらせる、いわゆるがんばり屋さんタイプです。

がんばるのはいいことですが、この高揚感は意外と危険です。

態度が荒っぽくなるのは力んでいる証拠。たとえば、ソファの背もたれめがけて倒れ込むように体重を預けるとしましょう。その反動で前に体が向かおうとして、「うっ！」と声が出たりするほど力んでしまうものなのです。

食事のとり方が雑な人もそう。箸やフォークをすごい力で握りしめているかもしれませんし、早食いは呼吸を浅くします。

ただ、当人たちは力んでいることに気づかないかもしれません。よく言う〝テンションが上がっている〟状態なのですから。

その興奮が冷めたときに、突然不調が症状としてあらわれるということもよくある話。自分の呼吸を感じる機会をつくることは、不調を未然に防ぐためにも大切なことです。うまくいっていると感じているときであればあるほどに。

まとめ

うまくいっていると
思っているときほど、
立ち止まって
今の呼吸を感じてみましょう。

あふれる健康情報より、自分の呼吸を信じる

日本は、これまでに経験したことのない超高齢化社会を迎えています。平均寿命も延びて、人々の健康への意識は高まるばかりです。

元気で暮らせる期間・健康寿命という言葉もよく聞くようになり、毎日のようにテレビや雑誌は健康をテーマに特集を組み、サプリメントや健康グッズもたくさん手に入れることができますね。

もちろん、自分に合ったものを選んで、それらを利用することを否定しようとは思いません。流行りの健康グッズを試してみてもいいでしょう。

ただ、私はもうひとつのことを心がけたほうがよいと思います。

それは、「何をするか」ではなく、「それを通して自分と、体と対話できて

いるかどうか」ということです。

前章でご紹介した、40～50分歩いて治療院にいらっしゃる患者さんや、〝ありがとうのおばあちゃん〟のように、歩いたり、同じ流れで行ったり。**行為そのものではなく、それを通して自分の体と対話すること、それができているかどうか？**ということを点検します。

部屋の中でできる自転車のトレーニングの器械（エアロバイク）を購入した方に、こういうアドバイスをしたことがあります。

「エアロバイクの効果は脚の筋力をつけたり、心肺機能を上げたりというもの。でもそれだけではなく、毎日やる中で、〝今日はきついな〟〝今日はなかなかリズムに乗れない〟〝今日は軽く感じる〟というように、自分のそのときの状態を把握するためにも使ってください」

前者は治療思考、後者は養生思考です。

効果だけではなく、こういう視点がとても大切なのです。

まとめ

健康情報も健康器具も
あなたの使い方次第。
自分の調子を知るために
使うこともできます。

休みたいという気持ちに、素直に従う

どうしたら体からの声に正直になれるでしょうか。

いきなり生活のすべてを体の言う通りにすればいいのでしょうか？

休みたいという気持ちにいつも素直に従うことができるなら、誰も苦労しない。その通りです。

私自身もふだんかなり忙しくしていますが、その忙しさの中でも、自然呼吸ができているかは常に気をつけています。

もうひとつ気をつけていることは、休みの日の過ごし方です。

体の求めるままに過ごす日、体の声に従う日を、定期的に必ずつくることにしています。
やる気が起きなければぼーっと過ごしてもいいですし、一日中ゴロゴロしていてもいい、非生産的でもいいのです。

まじめな方や力みグセの強い方は、がんばって遊ぼうとする、がんばって充実させようとする傾向があります。
ゴロゴロしている自分に罪悪感をもち、何かしなければという衝動にかられる方も少なくありません。

私自身もその類いの人間です。

だからこそあえて、何もしない、何も決めない、気が乗らなければやめる、ひたすら寝てもいい、そんな日を定期的につくっています。

一見、何も生まないように見える日ですが、結局、無理を重ねて、体の声を押さえつけることをやめないと、どこかで治療院や病院に駆け込む事態になることは少なくありません。

気が乗らない自分をちゃんと認める。
罪悪感をもたずに、休みたいときは休む日をつくる。
これも大切な養生思考のひとつです。
何もしない日、ひたすら寝て過ごす日があってもいいじゃないですか。

まとめ

いつもじゃなくていい。
ときには体の求めるまま、
何もしない日があってもいい。

頭の言い分、体の言い分は別のもの。切り離して考える

休むことも養生思考のひとつ。そうお話ししたのには理由があります。頭の言い分と体の言い分は別だからです。

「やらなければならないこと」や「やりたいこと」はたくさんあります。でも同時に、それらは体があって初めてできることです。

人が生きている以上、頭の言い分と体の言い分の両方を聴いてあげることは、健康という視点で考えれば、絶対に必要となります。

「忙しいからできない」とおっしゃる方が多いのですが、実は忙しい人ほど、やっていることなのです。

私の患者さんで、ある有名企業の役員の方は、本当に多忙な毎日を送って

いらっしゃいます。おそらく分単位のスケジュールを刻んで仕事をしているといえるでしょう。

しかし、その超多忙な中でも、必ず自分の体と対話する時間をつくっています。スポーツジム、鍼灸や整体などの治療、ジョギング、ウォーキング、水泳……。手段はいろいろですが、体の言い分を聴いています。

それは本当に責任を感じているからこそ、自分が倒れてしまったら、それこそ会社に、従業員に迷惑をかけるからこそ、やっているのだと思います。

頭の言い分だけではなく、体の言い分を聴く機会をつくる。

頭の言い分のほうが強いからこそ、体の言い分がかき消されてしまいやすいことを知っているからです。

だからこそ、頭と体は切り離して考える。それが大切なのです。

「忙しいからできない」は思い込み。
体の声に耳を傾けることは
心がけひとつですぐに始められます。

呼吸の練習は、回数ではなく年月がものをいう

次の4章では、自然呼吸を日常のものにするための練習法を紹介しています。

それは、前章でお話しした日常の中に潜む〝力みグセ〟に気づくこととともに、毎日続けてほしいことです。

呼吸の練習について、よくみなさんにこんな質問をいただきます。

「1日に何回やればいいいんですか？」

「何回で効果が出るのかしら？」

元気になりたいと願うあまり、結果を急いでしまう気持ちはよくわかりま

すが、回数を基準に考えないでください。

呼吸の練習には、体操のように回数の基準はありません。痛みやこりがとれた、とれない、効いた、効かない……という治療思考の視点でみるものでもありません。

自然呼吸は人にもともと備わっている自然治癒力を引き出すものであり、頭と体を調和させてくれる調整能力。**回数ではなくて、やった分だけ自分の体と仲良くなれますし、体からの信号を察知でき、不調の芽の段階で気づく自分でいることができます。**ですから、何回やればいい、ではなく、やりたいだけやってください。

体を、親友に置き換えてみるとわかります。誰かと仲良くなりたいとき、その人のことをもっと深く知りたいと思いますよね。

どういう食事が好きなんだろう？　どこに住んでいるのかな？　兄弟はいるのかな？　そんなふうにどんどん近づきたくなるもの。

何回会ったら、親友になれるだろうなんて考えませんよね。「何回やればいいですか？」という疑問は、「何回この人と話をすれば信頼関係が築けますか？」というのと同じことです。

体も一緒です。何度も何度も、自分と対話するようにくり返していけば、そうしているうちに自然呼吸が体にしみついていきます。息が体を出入りする心地よいその感覚を、太く、強くしていきましょう。

呼吸の練習は体操ではありません。
やりたい気持ちを大切に、
息が体を出入りする
心地よい感覚を味わいましょう。

第4章

養生思考のための呼吸の練習

養生思考の土台である呼吸の練習法をご紹介します。
体操ではありませんから、
難しくとらえることはありません。
やってみたいなと思ったもの、
ラクにできそうだなと感じたものを選びましょう。
最初は自分の呼吸がどうなっているかを観察して、
体に息が自然に入り、出ていくのを感じます。

何回やったら効果が出る？　などと考えないで、
ただただ続けてください。

体の中心に息がすとんとおさまるのがわかったら、
自然呼吸が引き出された証拠。
体は温かく、軽いのに存在感をもち、
頭はすっきりとして、満たされたような
そんな感覚を味わえます。

体と対話する呼吸①
深呼吸を味わう

ここからは、具体的に呼吸の練習法をご紹介していきます。

自分の体の声に耳を傾け、それを受けとって従う、ということに実感を持てるようになると思います。これらは私が主宰する呼吸教室でもやっている動きです。

では、始めてみましょう。


まず、立った状態で、自分なりに3回ほど大きく深呼吸します。

その感覚を覚えておいてください。

1

そのまま立った状態で、
ひざを曲げずに前屈し、
太ももの裏側を伸ばします。

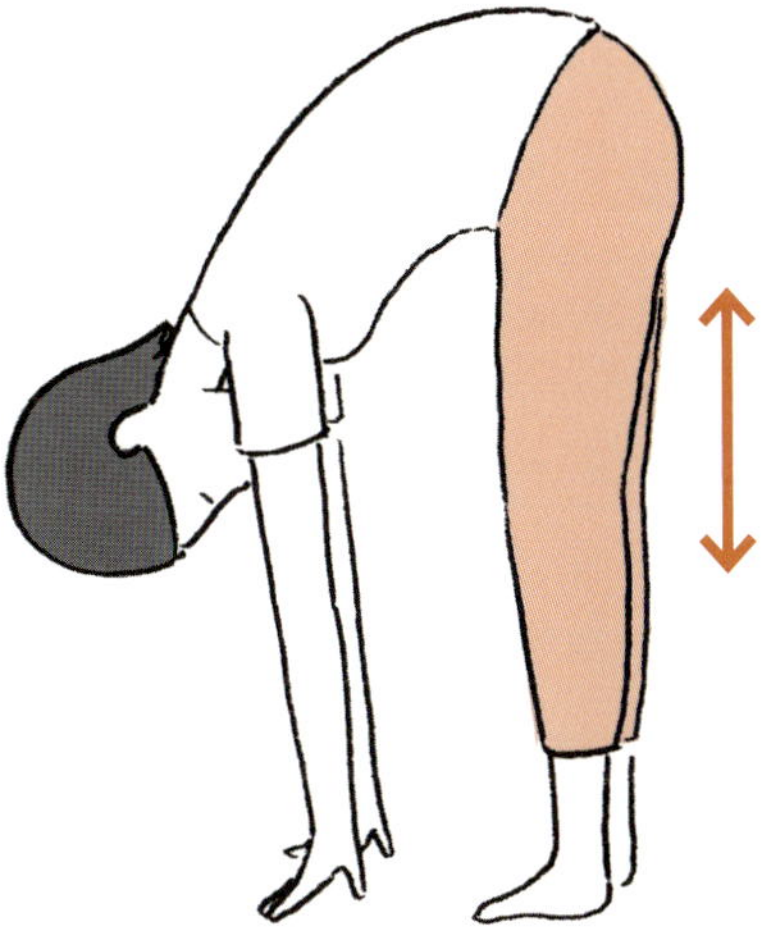

ちょっと痛いくらいで、呼吸が止まらない程度に、10～20秒ほど前屈したまま。このとき息を吐くという意識はせずに、呼吸は自然に放っておいてください。

2

体を戻して静止します。

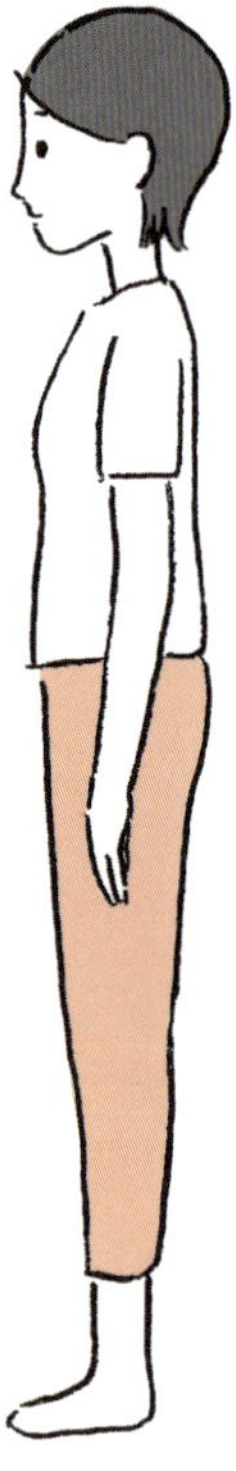

静止していると、息が吸いたくなりませんか？　息を吸いたい衝動が出てきたら、衝動に従って鼻から息を吸い、口からゆっくり息を吐いていきます。

これをもう一度くり返します。前屈して戻ってから、**必ず静止して息を吸いたいという衝動をしっかり感じてからそれに従うようにしてみましょう。**

……やはり息が吸いたくなりませんか？　吸うということは吐くというのもセットです。鼻から息を吸って、口からゆっくり吐いていきます。

さらにあと5回くらいくり返してみましょう。

明らかに気持ちよく呼吸ができませんか？

最初にいきなり3回深呼吸したときの感覚を覚えていますか？　そのときの呼吸よりも、気持ちよく、やりやすく、めいっぱい呼吸でき、また何度もやるととても気持ちいい感覚になっていると思います。

なぜそのようなことが起きてしまうのでしょうか？　それは**人間の体というのは、刺激に対して、それを自動的に調整しようという機能が備わっているる**からです。前屈という刺激を体に与えたことに対して、体が深呼吸したくなるという答えを返してくれているのです。

不思議に思うかもしれませんが、そういう働きがあります。これは意思の世界とは無縁の世界です。体が自然にやってくれていることのひとつです。

今度は、もう少していねいにくり返してみましょう。ていねいに行うと、少し違う変化も感じてくると思います。

やり方は同じです。

立った状態でひざを曲げずに前屈をして太ももの裏側を伸ばしてみましょう。戻ってきたら、静止します。静止すると息が吸いたいという衝動がこみあがってきます。その息を吸いたいという衝動をしっかり感じきってから深呼吸します。

鼻から吸って、口からゆっくり吐く。

ここからがポイントです。

深呼吸したいのは1回だけではないはずです。まだ息を吸いたいという衝動が残っているはずです。

ではもう1回深呼吸してOKです。

2回しましたが、まだしたいですか？

したいならばまた深呼吸してOKです。

この場合、1回目よりも2回目は少し小さい深呼吸でもいいです。深呼吸の大きさ、深さなどは体がしたいままにまかせてあげてください。

おそらく太ももの裏側の余韻がなくなるまで深呼吸したいという衝動は残ると思います。

そうやって、深呼吸しなくてもいいや、と思えるまで深呼吸すればいいのです。

深呼吸したくなくなったら、もう1回、前屈からやってみましょう。同じポイントで、体が求めるままに、求める回数、衝動が消えるまで、です。

この一連の流れを3回ほどやってみましょう。

3回終わったあと、気持ちがとても落ち着いていませんか?

今やった呼吸は、衝動をしっかり感じとってから深呼吸することに意味があります。衝動を感じずに深呼吸しても効果はありません。うまく衝動を感じてタイミングよく深呼吸できると、つまり体との対話ができると、すごく気持ちよく解放感のある深呼吸になります。

体と対話する呼吸②
自然な呼吸を味わう

呼吸には、もうひとつ面白さがあるのです。

たとえば、立った状態からゆっくりと上体がくずれていくようにダラ～ンと前屈してみましょう。

そして前屈したところから体を起こしてもとに戻り、両手をバンザイしてみましょう。

1

立った状態からゆっくりと上体がくずれていくようにダラ～ンと前屈します。

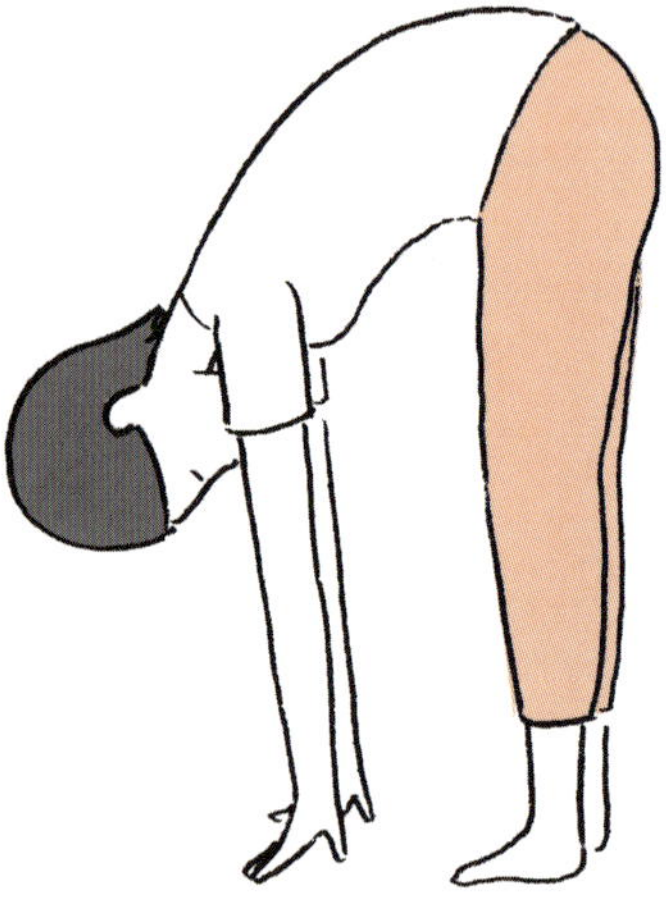

このときひざは曲げたままで力を
抜いています。

2

そのまま体を起こして
バンザイします。

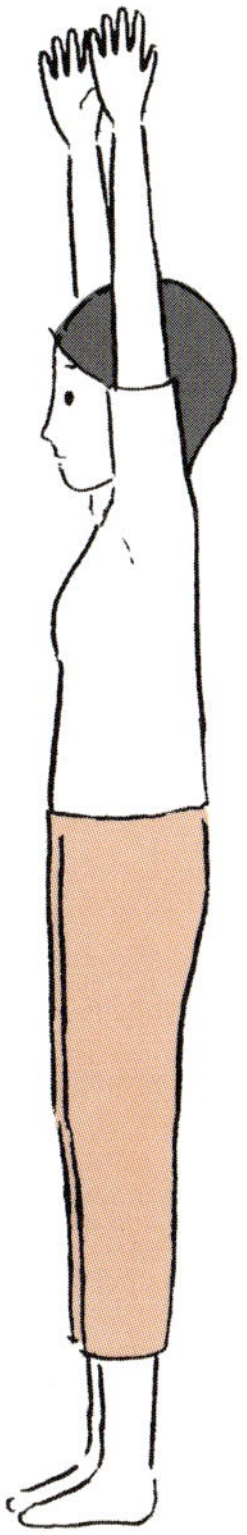

わかりましたか？

もう1回やってみましょう。

前屈したとき、鼻か口から、もしくはその両方から、勝手に息が出ていきませんでしたか？

体を起こしてバンザイしたとき、勝手に息を吸いませんでしたか？

自分で吐いているというよりも勝手に出ていっている感じ、自分で吸っているというよりも勝手に入ってくるような感じです。その自然な働きにのって呼吸していけばいいのです。

もしこのような呼吸が起こらなければ、77ページのように「体や呼吸の言い分を聴く自分もいますよ」と自分に声かけしてみます。

もう1回やってみましょうか？

やはり前屈で息が出ていき、バンザイで入ってくる、という感じになります。

そのまま、前屈で息が出ていった、バンザイで入ってきた、というのを感じられる範囲の速さで、10~20回くり返してみましょう。動きと呼吸が合ってくるまでくり返すといいです。

終わったら、1回深呼吸してみましょう。鼻から吸って口からゆっくり吐きます。

最初に深呼吸したときより、深くたくさん吸えるようになっていることに気づきませんか？

吸おうと思えば思うほどうまく吸えない、苦しい、つらい、でも今は？驚くほど自然に気持ちよく吸って吐けませんでしたか？

これは、日常に直結する呼吸の乱れ（力む、止まる）が起きないリズムを身につける練習です。**その日の調子によって、やりにくい、イライラすることなどありますが、それも自分を把握するために必要です。**リズムと速さを守って淡々とやっていくと、心と体も落ち着いてきます。

体と対話する呼吸③
動きを楽しむ

次の練習は、とても簡単なのですが、意味は奥深いものになります。

2章で、ちょっとしたことで起きる力みについてお話ししました。

たとえばテーブルの向こう側にあるものをとろうとするとき。手だけを伸ばして、手先でものをつかもうとするとき、あなたの呼吸は止まっています。

同時に足先は力んでヘンな方向を向いているかもしれません。「遠くのものをつかむ」ことだけを考えているために、手先だけを動かす。体全体の動きを無視しているために、肩関節や首も固まってしまい、呼吸も浅くなっていきます。

これから行うポーズは、ものをとるときの体の動きに似ているので、やり方によっては、そんな呼吸が止まってしまうような状態をわざとつくり出して、味わうこともできます。

元来、**体は自動的に動いて心地よい方向に調整してくれる**ものです。車の助手席にどすんと座り込んだとき、居心地が悪いと思ったら、体が勝手に位置を調整して座り直していることに気づいていますか?

また、機会があったら、ゴルフでカップインしたボールをとる選手の足を見てみてください。どちらかの足が、後ろに浮いていますから。これも本能的な調整なのです。

頭で「こうしよう」と思わなくても、体が勝手に動いてくれる。そんな体の動きを、しっかりと認識することも体との対話になります。

体を動かしたくなる衝動を感じながら行ってみましょう。

1

椅子に浅く座ります。
ひざは軽く開きます。

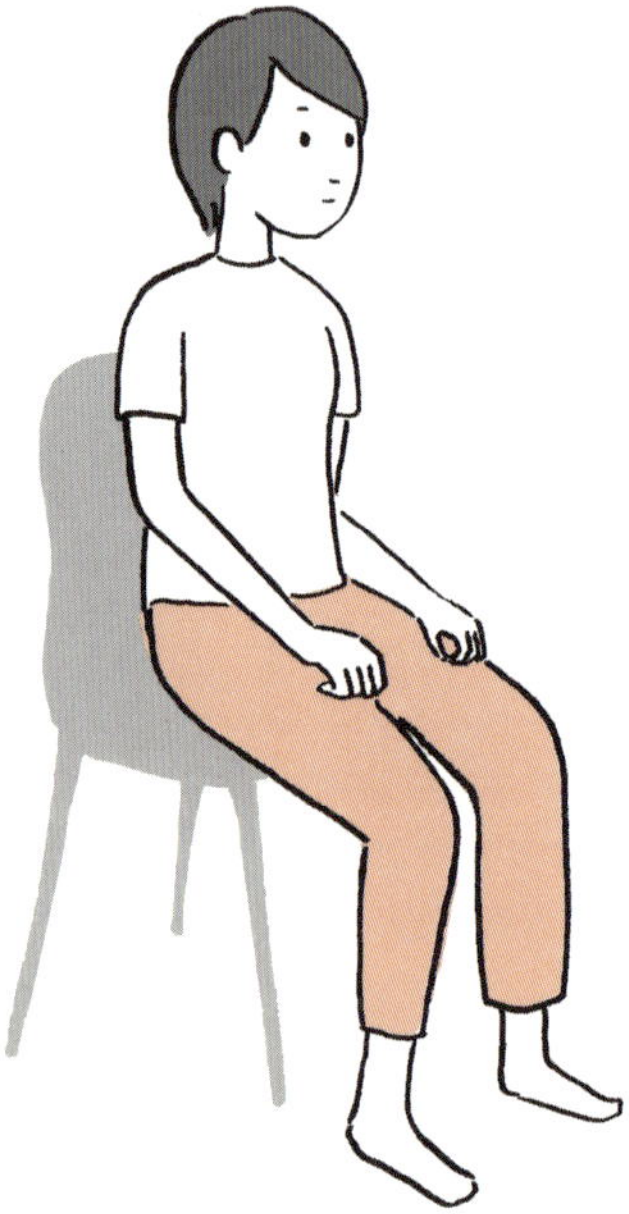

2

右手を左のほうに向かって、
顔も上半身も左に向けて
伸ばしていきます。

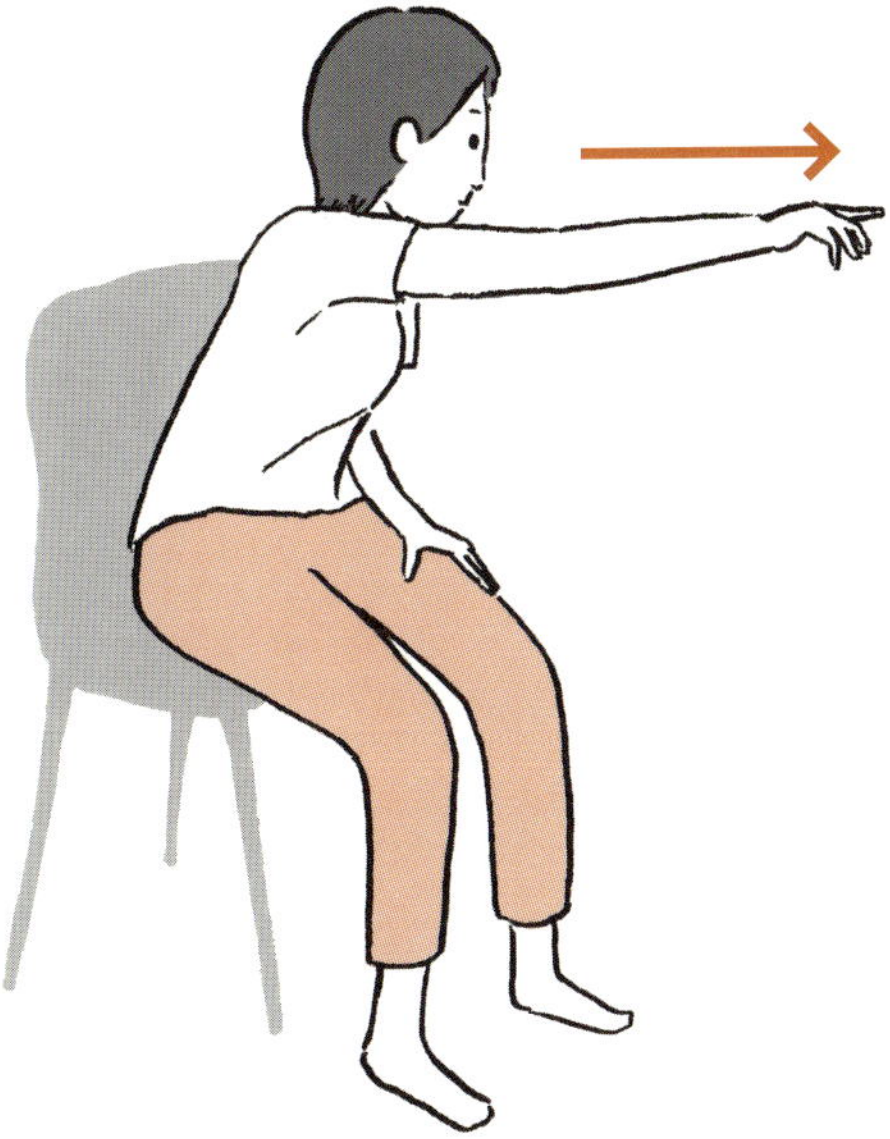

右足に注意を払うようにします。

3

さらにもっと左に、
手も上半身も伸ばしていきます。

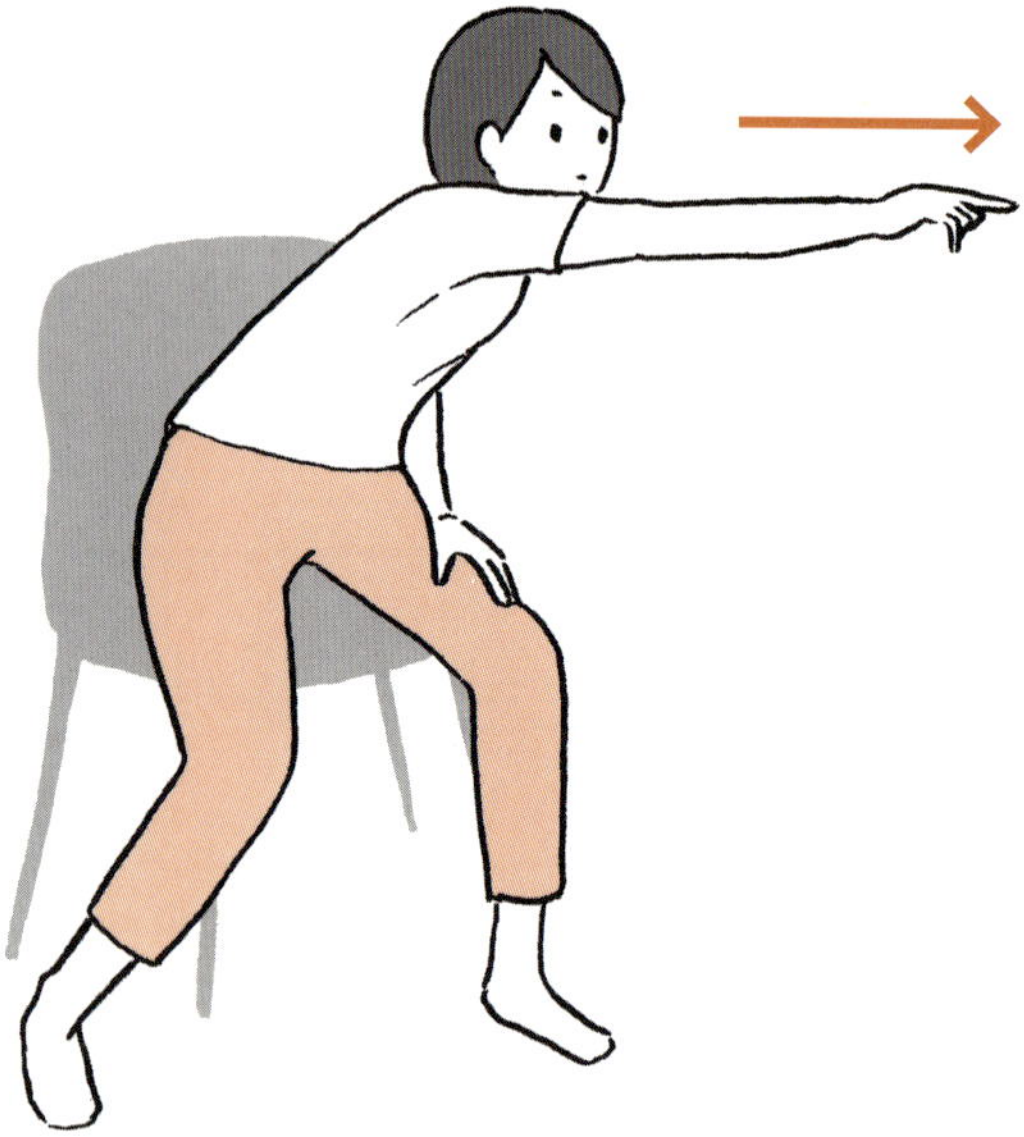

右足が右に伸びたくなってくるはずなので、その衝動に逆らわずに、自然に右に伸ばします。

ゆっくりと、手・顔・上半身を戻します。同時に足ももとの位置に戻したくなるので、逆らわずに戻します。

手を斜めに伸ばせば、反対の足が反対側に伸びたくなる。これは体がもっているバランス感覚です。「私は手を伸ばしたいの」という意思があれば、「やってもいいけど足も伸ばしてね」という体の答えがある。これを何度もくり返して体と対話してみましょう。

ちなみに、足を固定して手だけ伸ばそうとしてみてください。力みませんか？　息が止まりませんか？

これが2章で説明した、呼吸の乱れです。**無理な体勢で何かをしてみたり、意思だけで体を使おうとすると、力み、息も止まりやすくなるのです。**

同じように、今度は床に座ってやってみましょう。より足の動きが感じられると思います。

1

床に腰をおろし、両ひざを
左に倒しておきます。

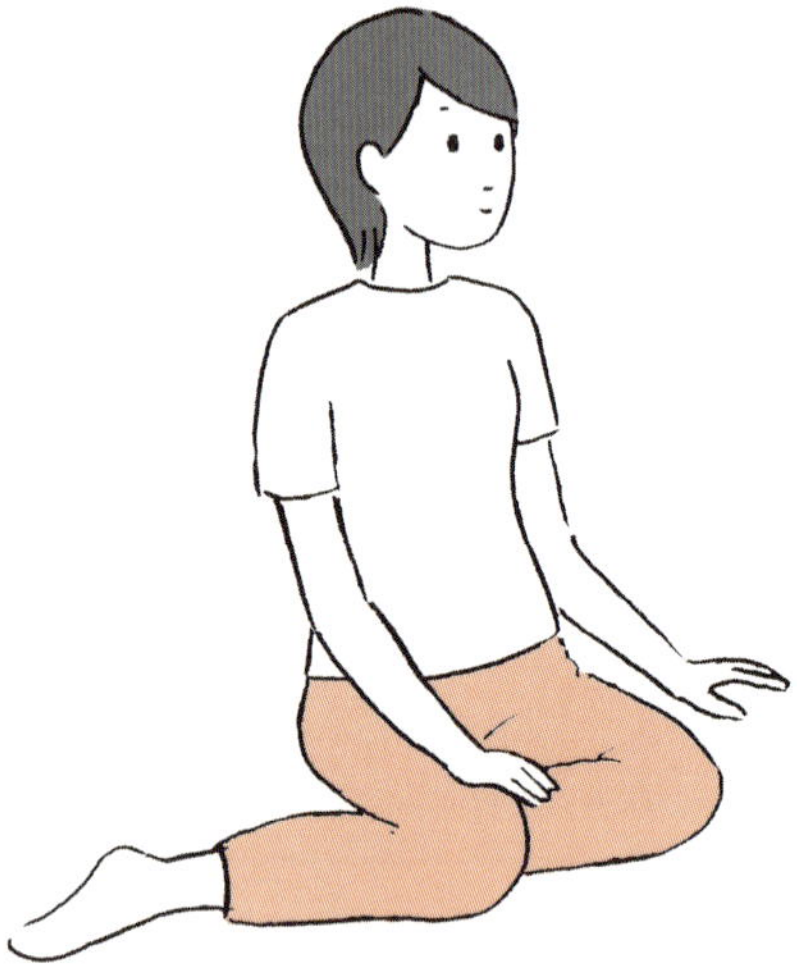

2

右手を左斜め上に向かって、
顔も上半身も左に向けて
伸ばしていきます。

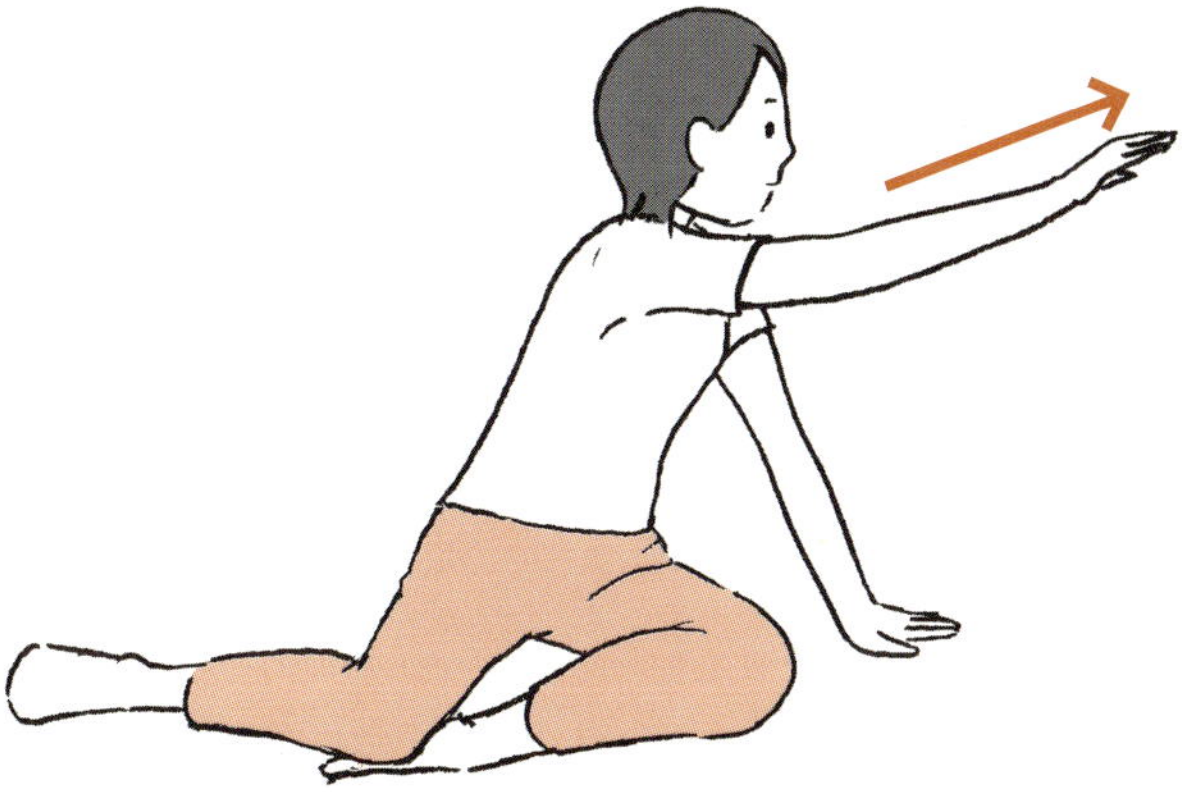

右足に注意を払います。

3

さらにもっと左に、手も上半身も伸ばしていきます。

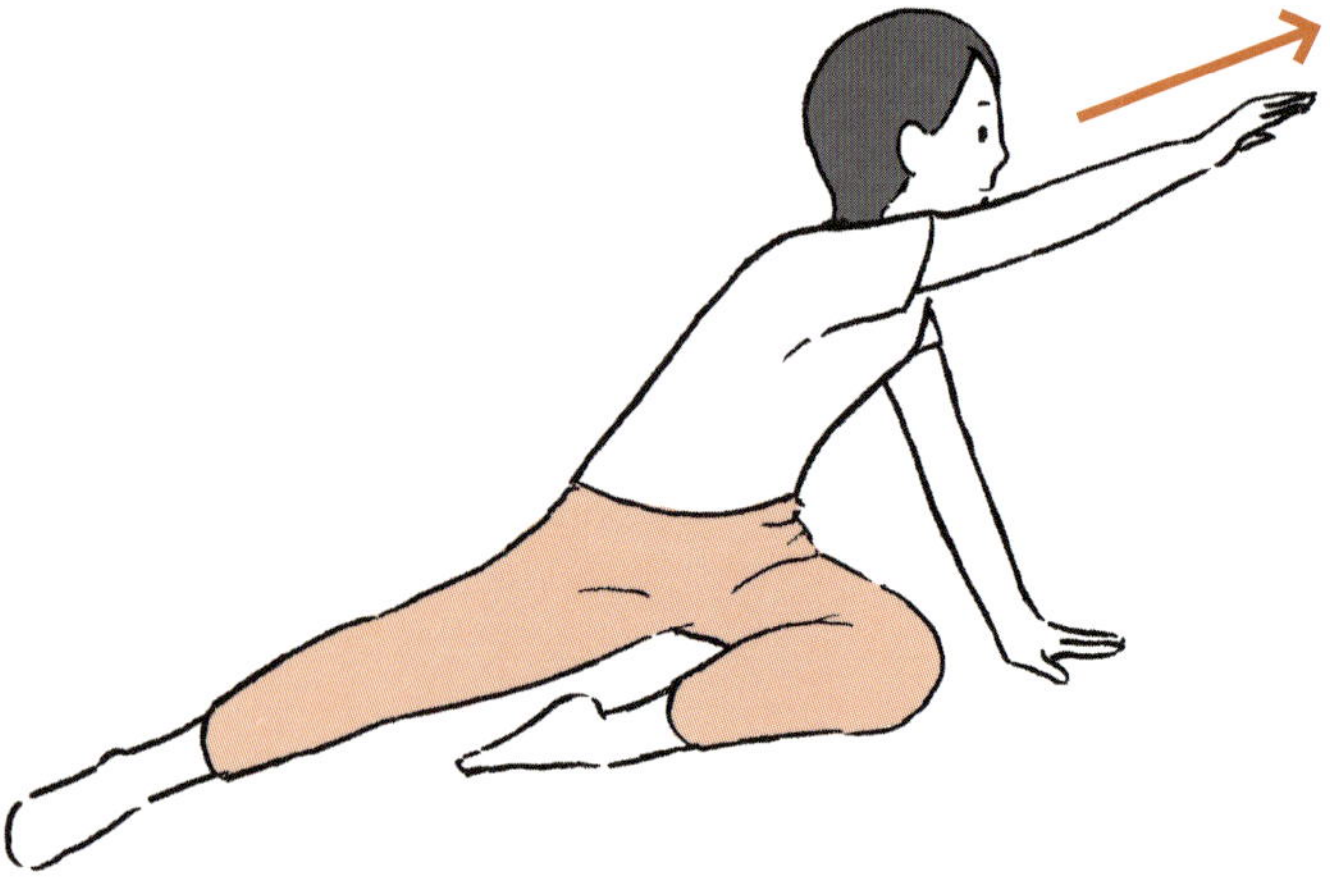

右足が右に伸びたくなってくるはずなので、その衝動に逆らわずに、自然に右に伸ばします。ゆっくりと手、頭、上半身を戻すと、足も戻りたくなるので戻します。左右交互に、手と足の動きが合ってくるまで行います。20～30回が目安です。

体と仲良くするための呼吸の練習 うずくまり呼吸

ここまで体と対話する呼吸や動きをやってきて、独特の心地よさを味わっていただけたかと思います。

ここからは、呼吸を味わうだけではなく、テクニックを駆使して、よりよい呼吸をするための呼吸法をお伝えしていきます。

呼吸がうまくいかないことの原因のひとつに、力みが原因で、体がこり固まり、呼吸の道がうまくつくれないということがあります。これからお伝えする練習は、固まってしまった背中をほぐし、呼吸の道を通すという効果があります。

1

椅子に浅く腰かけて、
足は自然に開きます。
腕を体の前に持ってきて
小さくなるように前屈していきます。

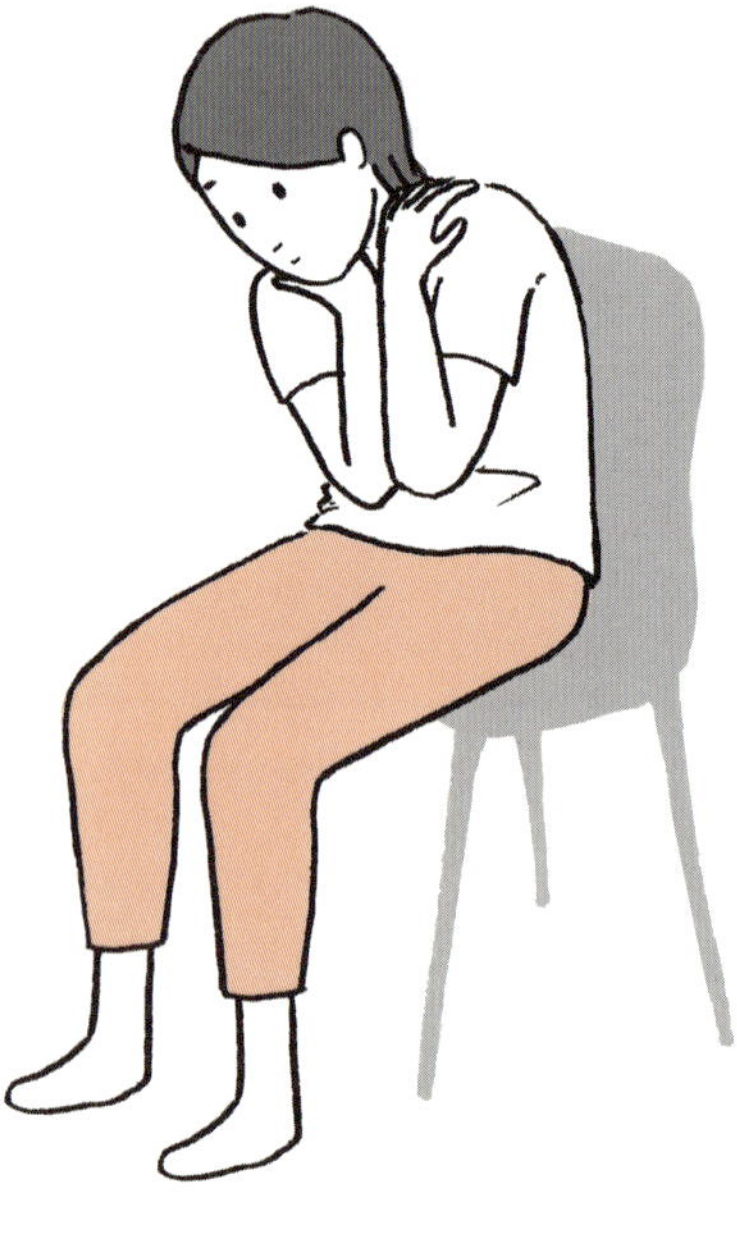

2

そのまま前に倒れ、背中全体に
息を入れるように吸い込みます。
背中を広げるようなイメージです。

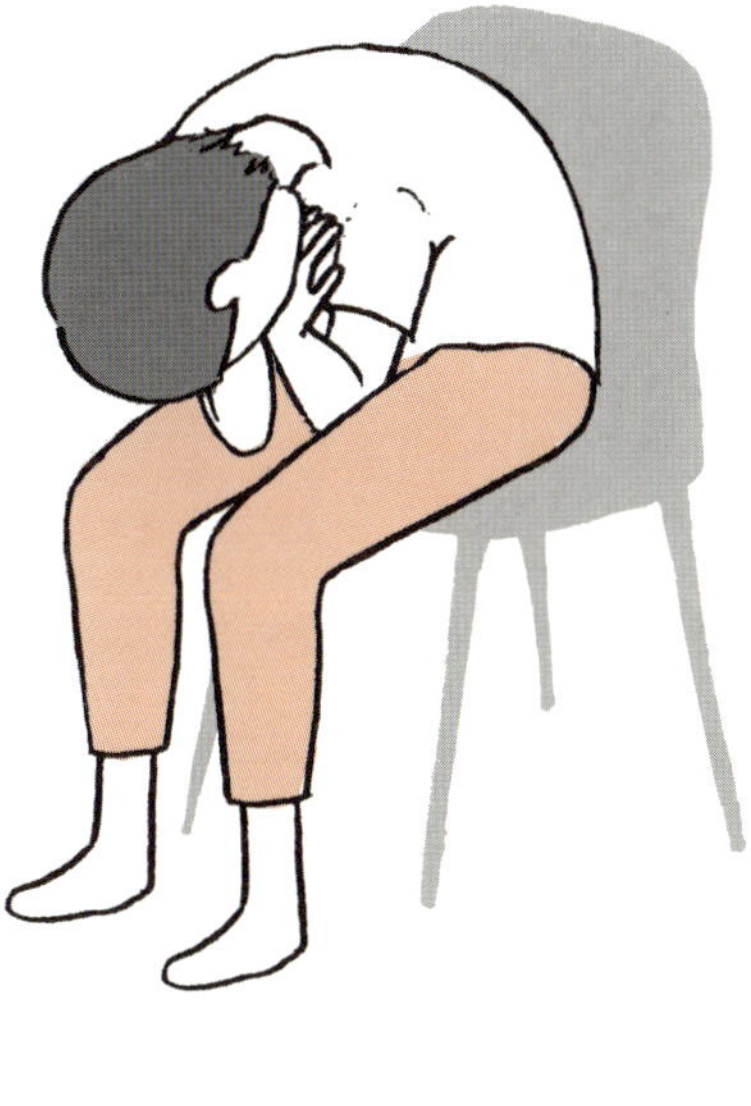

3

手を上に上げながら起き上がり、息を吐きます。

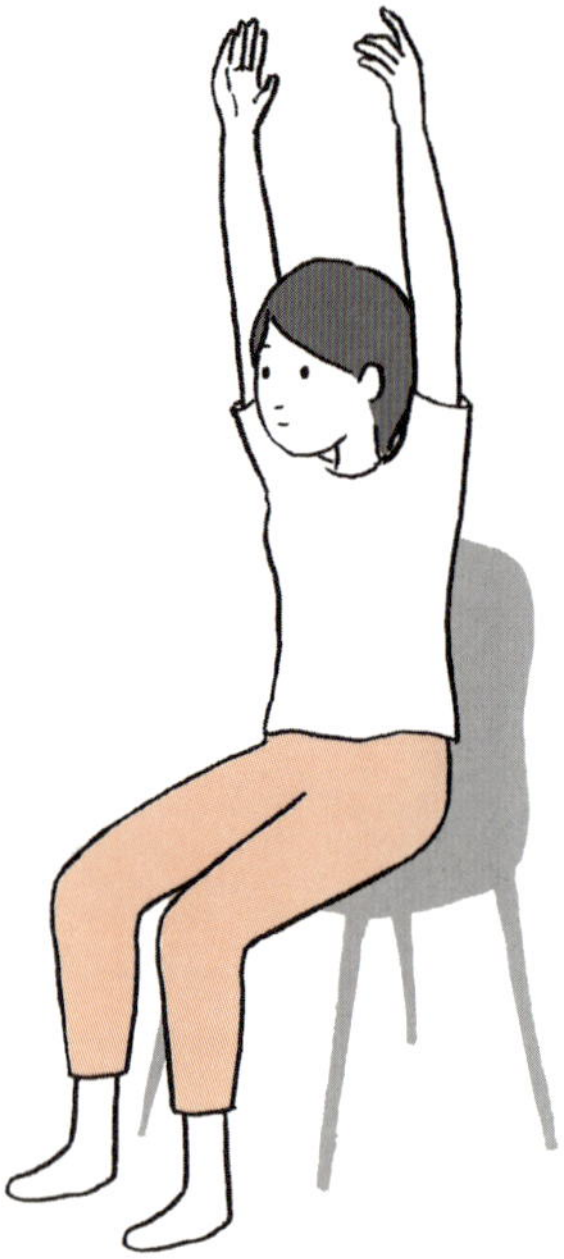

鋭い方は、「これは自然な呼吸ではないのでは？」と思うかもしれません。これは背中を広げるためにあえて呼吸を逆にしているものです。これのくりかえしを10～20回行います。

自然な働きの呼吸を日常で感じてみよう

日常生活の中でも、自然な働きの呼吸（自然呼吸）を感じとることができます。ここでは、体の動きに応じた自然呼吸の状態を見ていきましょう。

●前屈のように前かがみになる、丸くなる、小さくなるとき
体の前側が狭くなるとき、息は自然に出ていきます（呼気）。戻れば息も戻ってきます（吸気）。日常の場合は鼻から入り、鼻から出ていく、が自然です。

例：靴をはく、下にあるものをとる、しゃがむなど

●胸を張る、バンザイするとき
体の前側を広げるような動きの場合は、息は自然に入ってきます（吸気）。戻れば息は自然に出ていきます（呼気）。日常の場合は鼻から入り、鼻から出ていく、が自然です。
例：上にあるものをとる、伸びをする、胸を張るなど

●体をひねったとき
体をひねると、息は自然に出ていきます（呼気）。戻れば息は戻ってきます（吸気）。
例：ふり返る、体の向きを変えるなど

●動きがない、もしくは小さいとき
呼吸はしているのか、していないのかわからないような、小さく静かな状

態になります。

例：パソコン作業、新聞を読む、テレビを見るなど

●動き終わったときなど

動き終わったあとや、ふとしたときに、深呼吸したくなる衝動にかられることがあります。そのときは体が求めるままに深呼吸してください。その際は鼻から吸って口から出ていくようにしましょう。

●運動時

必要な酸素量によって変わってきます。安静時や酸素を多く必要としない動きのときは、鼻から入って鼻から出ていくような静かな呼吸になっています。

歩くと少し胸式呼吸気味になり、呼吸も速くなります。もっと速く歩いた

りすると、鼻から入って口から出るようになります。走ると口鼻両方の呼吸になったりと、必要に応じて、体がそうしたくなります。その必要性がなくなれば、当然それはおさまります。

ぜひ観察して、体の声に従ってみてください。

いずれにしても、体からの欲求・衝動に応えるというのがすべてに共通したところです。

第5章

自分と仲良くするための「きっかけ」と「生活習慣」

自分の体を知って、自分と仲良くなるためには
感性（感じる力）が必要です。
そのために私たちがもっている五感を
研ぎ澄ましていきましょう。

やっていくことは、特別なことではありません。
見る、聴く、嗅《か》ぐ、味わう、触る、
この5つを日常の中で使うだけ。

空を見たり、風に吹かれたりする瞬間に、
ああ、きれい！　気持ちいい！　と
感じればいいのです。

誰もが力んでしまいがちな場面を想定して、
力みをなくすヒントも紹介しています。

そんな小さな変化の積み重ねが
養生思考の土台を強くします。

朝いちばんの自分の感覚を大切にする

その日1日を、呼吸を乱さずに過ごすためにいちばん大切なのは、朝です。人間のリズムというのは、毎日微妙に違うものです。昨日と同じ感覚でいると、今日は息が乱れてしまう、ということもよくあります。

朝、自分の心と体がどんな調子なのかによって、それに合わせるように1日を過ごせば、呼吸は乱れずにその日を心地よく過ごせます。

私は、朝起きてからする一連の動きの中で、自分の体の状態を感じることが多いです。

起き抜けに自然呼吸の練習を少ししてから、朝食の準備に入ります。

朝食の準備をしている中で自分と対話します。

包丁の握りの強さ、具材を切るときに包丁を押しつけていないか？　自然な重みで切れているかどうか？　野菜を雑に扱っていないか？

具材の切り口や大きさ、そろい方、味の濃さなどもです。

いつもと同じようにやっているのに、雑になっている、大きさがふぞろい。そんなふうになっていたら、今日はそういう調子なんだなあ、とただ感じます。

自分の感覚と実態の差を埋めるように、いつもよりていねいに、もう少し注意しようとやっていき、しばらくすると、不思議といつもの調子になります。

こうやって食事の支度で自分を測り、自分を調整するということをしているのです。

まとめ

朝は、あなたの調子が
いちばんわかりやすいとき。
自分なりのルールをもって
ただ観察すればいい。

どこにいても小さな自然を見つけて季節を感じる

私の治療院は都会の真ん中にあります。豊かな自然に囲まれているとはいえない場所ですが、それでも小さな自然を見つけて、季節を感じることができます。周辺に緑がなくて寂しいだろうと思われるかもしれませんが、そんなことはないのです。

季節を運んでくれるのは風です。

治療院に行くと必ず窓を開けるのですが、開けるととたんに〝今日〟の風が吹き抜けます。その強さはどうか、吹き渡る時間の長さはどうか、暖かいのか冷たいのか。感じられることはたくさんありますよ。

音なきその音を聴くのも好きです。

海に寄せくる波や川のせせらぎだったら、別の心地よさがあるでしょうけれど、私は今のままでも十分楽しんでいます。


楽しみをもうひとつ挙げるなら、風に運ばれてくる香りでしょうか。

春の香り、夏の香り、秋の香り、冬の香り、それぞれに違いますし、雨上がりの日と晴れた日もまた違います。

とても繊細なものですから、気づこうとしなければきっと気づきません。そっと耳を澄ませるように香りに意識を向けて、自分から包まれてみるのもいいものです。

外の香りを感じられない人は、部屋でアロマオイルを香らせたり、ハーブティーをいただくのもいいですね。

こういうときに大切なのは、ああ、私は風をあびている。今、香りに包まれていると、自分自身を観察すること。

難しいことを考えずに、ひととき頭をからっぽにしてそういう時間に浸っていると、高揚していた心が落ち着いて、ゆとりが生まれます。

そして、敏感に自分を察知できるようになるのです。

そういえば、朝早く家を出て、大きな神社まで散歩をしていた時期もありました。歩く時間は30分ほど。その間にも季節の風が通り過ぎて気持ちがよかったことを思い出します。

小さくても窓は窓。
開け放って風と香りを
感じてみましょう。

身近な場所に、自然の色をまとった花を置く

自宅では大好きな花を欠かしません。
飾るのはごく身近な場所。自宅は玄関が花の指定席ですが、そこを選んだのは、私だけでなく、主人や息子の目にも自然に入る場所だから。花が放つ生命力を家族と一緒に分け合っています。

花は、私にとって目の栄養です。

季節を感じられるのはもちろんですが、心に響くのは、人には決して真似できない自然の色の豊かさ。
風や香りを感じるときと同じように、生けた花の前で、ひとときその美し

さに見入る時間をこれからも大切にしたいと思っています。

花は、いつも近所の花屋さんで選びます。高価なものではありませんし、抱えきれないほどたくさん買うわけでもありません。このケイトウと、このユリをくださいという具合に、気に入った季節の花を1本ずつ手に取るだけ。けれど、買う量は少しでも、店内に絵の具のパレットのように色があふれていてわくわくします。

そんな毎日ですから、街路樹の色づきや、よその家の庭に咲く花にも敏感です。

個人的に花が好きというのもありますが、**花はその色彩、形、香りというように、五感を刺激してくれます。**感じるということを、花を通してもやっているのです。

1本からでもいい。
小さな花を生けるだけで
五感が刺激されるのがわかります。

自然と直《じか》に触れ合うと、理屈抜きに体が喜ぶ

土、足元の草、木の幹や葉に触りたくて、時間をつくっては、人の手があまり入っていない自然を味わえる土地に足を運びます。

触って気持ちがいいのは、まずふかふかの土。手にとって大地の匂いに包まれると、体がすっきりとします。

野山を歩きながら、そのあたりに芽を出している野草に触れることもあります。春なら、さわやかな和製ハーブ、ヨモギ。葉を手でつまんで顔に近づけるとすーっと香りが鼻を抜けていき、体の中まで洗われるようです。

何の野草かわからなくても、それに触れたり、香りをかいだり。野草だけではなく、木に触れたりもします。そこには理屈はありません。

ピンときたら、とにかく触る、感じる。

これも私の体との対話のひとつなのです。

出かけたときだけでなく、東京でもできるだけ自然を感じられる暮らしをするよう心掛けています。

たとえば、魚や肉はただ塩焼きにするだけ。野菜も濃い味つけをしないで素材に近い状態でいただくのが、いつもの料理法です。

自然に触れるという意味では、服の素材に気を配るのも同じことかもしれません。

私はオーガニックコットンを着るのが好きですが、それは肌触りがやさしいという理由だけでなく、自然素材を身に着けることで、本来備わっている動物としての肌感覚を取り戻せるような気がするから。眠っていた自分の本能が少しずつ呼び覚まされていくのがわかってうれしいのです。

魚も肉も野菜も
素材そのものを味わう。
自然素材を着る。
それも自然を感じるひとつの手段。

食欲と睡眠欲は、できるだけ尊重する

人は、いつから1日に3回食事をとるようになったのでしょう。

食事は本来、空腹を満たすためにいただくもの。それなのに、多くの人が、時計の針が12を指したから昼食を、夜7時になったから夕食を、というふうに時間優先になっている気がします。

その日の活力を養うために、朝食をきちんといただくというのは理解できます。けれど、12時になったからという動機はどうでしょう。

〝お腹がすく〟という体の声に耳を傾けずに、頭の中を優先していますよね。

しかも、お腹がすいていないのにいただくのですから、胃腸に負担もかかってしまいます。

私は、その日、そのときの体調によって食欲がなければ食事を抜くことがあってもいいと考えています。

実際、朝食はとりますが、味噌汁だけ飲んでおしまいにする日もあれば、しっかりご飯をいただくことも。朝しっかりいただいた日は、昼は軽食、夜はお腹がすいていなければ食べなかったりします。

お腹の要求に応えてのことです。

栄養学を考えるのも大切ですが、もっと大切なのはお腹がすいているかどうか。**体が食事を求めているかどうかではないでしょうか。**

睡眠に関しても同じように考えています。

体の声に従って、眠いときは9時に寝ることもあります。

パソコンや何かで興奮しているときは別ですが、そういうわけではないのに眠くないときは、眠くなるまで寝ることはありません。

当たり前のことのようですが、体が欲している要求に素直に応えることも尊重する自分でいたいと思うからです。

話を広げれば、会話の途中でトイレに行きたくても、気をまわして今席を立ったらいけないからと我慢してしまうというような場面もありますね。

そんな小さな行為の積み重ねが、結果、緊張や力みを生んで、呼吸を止めたり、浅くしたりすることにもつながっているのかもしれません。

お腹がすいてから食べる。
眠くなってから寝る。
時間優先ではなく
体の声を優先して。

呼吸を邪魔する所作の、小さな見直し

思い浮かべてみると、毎日している習慣はほかにもたくさんあります。

どれも、呼吸の乱れが起きないように、力みグセをとるために、いつもの動作をほんの少しだけ変化させたもの。

大それたことではありませんから長く続けられますし、長く続けられるからいつしかそれが当たり前になります。知らず知らずのうちに、呼吸が誤作動を起こさなくなっていくのです。

❶家に帰ったら、靴をそろえる

家に帰ったら、どんなに疲れていても、やらなくてはいけないことが山積みでも、脱いだ靴をそろえるようにしています。

脱いで上がり框《かまち》に上がったら、一度ひざをついてしゃがみ、靴先を玄関のドアに向けて置き直すのです。

❷食事をするときに、箸置きを使う

箸で食べ物を口に運んだら、箸置きに箸を戻します。そしてそれからゆっくり咀嚼《そしゃく》。ちゃんと味わって、飲み込んでから、もう一度箸を持ち直して次に口に運ぶものを選びます。

❸お尻を後ろに引いてから、椅子に座る

椅子の座面の位置を確認しないで、いきなりドスン。その座り方は体中を力ませます。一見楽なようでも、体に大きな負担がかかっています。

防ぐには、まず後ろを振り返って座面を確認すること。そして、ちょうどいい位置に立ち、お尻を後ろに引きながら座るようにします。
全体重が椅子にかかるまで気を抜かずに、足の付け根とひざをやわらかく使うとやりやすいです。

④人さし指を外して、ものをとる

たとえば、棚の向こう側にあるリモコンをとるとき。すべての指を使うのではなく、人さし指を外してとります。人さし指はいちばん力みやすい指。それがなくなるだけでリモコンを握る手の力が抜けるはずです。

こうした動作に共通しているのは、その機会が、「自然呼吸ができる自分でいるのか？」「体の声を感じる自分でいるのか？」ということを確認するための、立ち止まりの役割を果たしているということです。ちょっとした見直し、ちょっとした立ち止まりの機会をつくってみましょう。

靴をそろえる。
箸置きを使う。
意識的に動作をすれば
呼吸の誤作動を防げます。

私がしている、心を鎮めたいときのふたつの習慣

思わぬアクシデントが起こったり、ものごとがうまく進まなかったりすることは誰にでもあります。

そんなときの味方になってくれる呼吸を、4章でもいくつかをご紹介しました。息が深く体の中心におさまり、気持ちよく出ていけば、本来の自分をいつでも取り戻せます。

ここではもう少しだけ、私が以前からしているふたつの習慣をご紹介したいと思います。

❶パッと手を上げゆっくり下ろす

まず両手をパッと上にバンザイします。呼吸は自然にしています。次に上げた両手を30秒かけて下ろしていきます。最初から最後までゆっくりと同じペースでします。

非常にゆっくりと下ろす中で、徐々に力が抜けていく様を感じることができます。

自然に感じる力を強くして、力みの改善をする動きです。

私は、これをよく仕事の前などにしています。

心身ともに落ち着いてきますので、2~3回とくり返しやってみてください。

1

両手をパッと上に上げる。

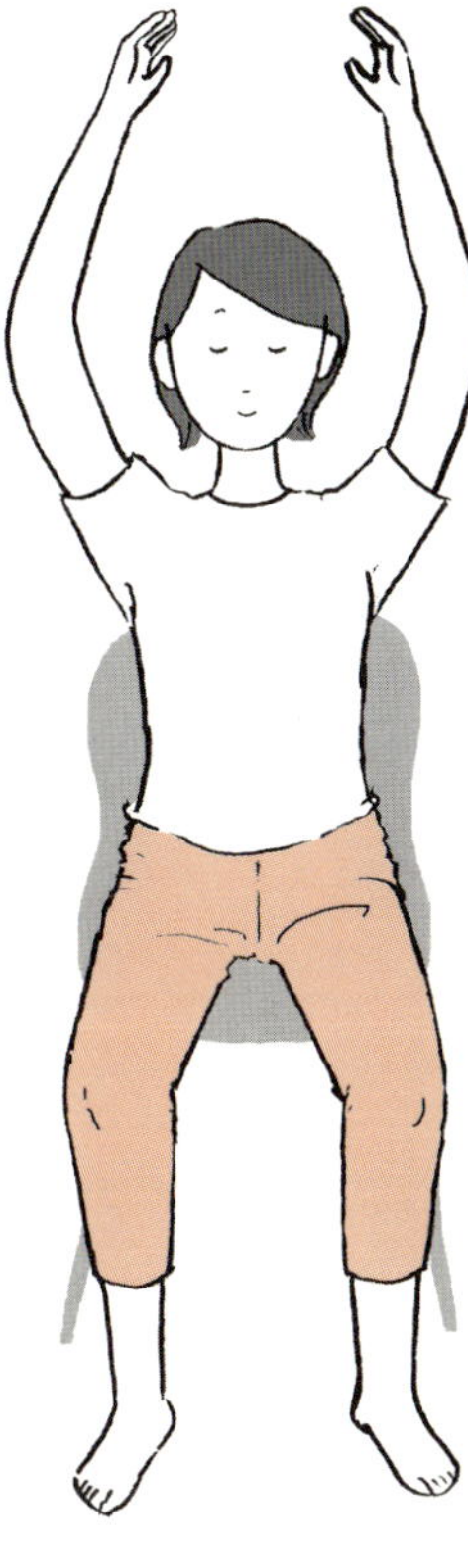

2

上げた手をゆっくりと下ろしていく。

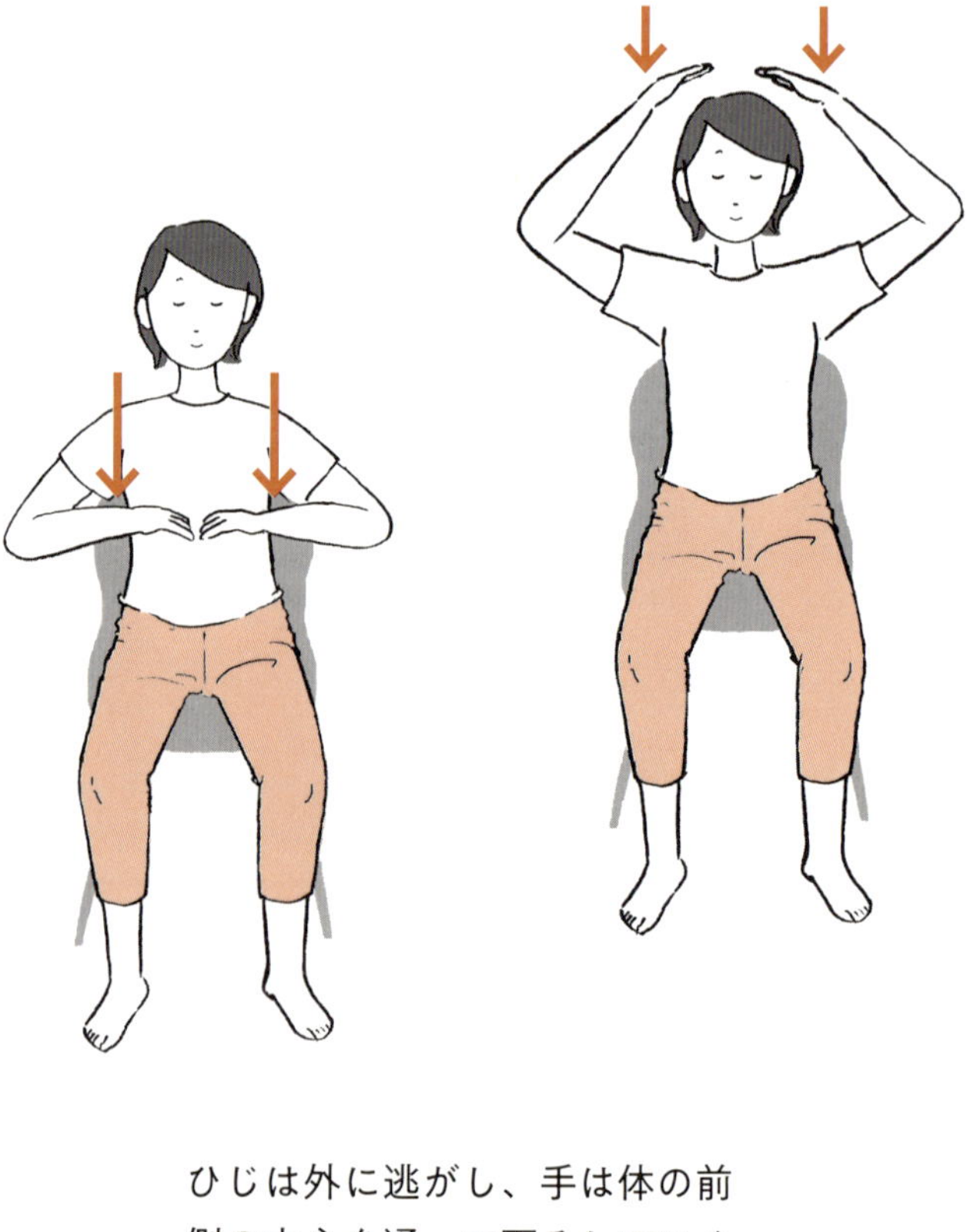

ひじは外に逃がし、手は体の前
側の中心を通って下ろしていく。

3

30秒かけてゆっくり下ろし、
手はひざの上に。

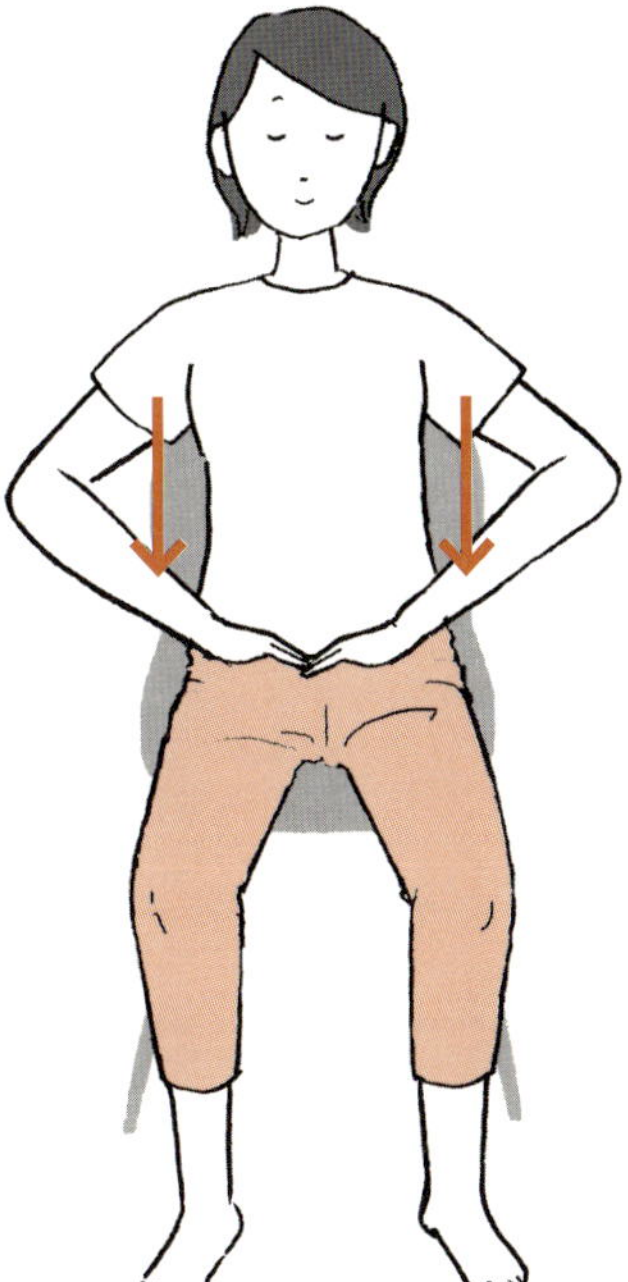

②内観

布団に仰向けになって目を閉じ、自分の体の頭の先から足のつま先までに意識を向けていきます。

頭、おでこ、鼻、顎、のど、耳の後ろから肩、肩からひじ、ひじから手首、手首から指先、鎖骨周辺、胸の周辺、あばらの周辺、お腹の周辺、骨盤、恥骨、ももの前側、ひざ、すね、足首、足の甲、足の先……。

順番にひとつひとつの部位に集中していきます。

頭を働かせずに、ただ静かに。

内観は、入眠直前にしていました。やっていると自然に眠りについたり、布団に吸い込まれるような心地よい感覚になります。

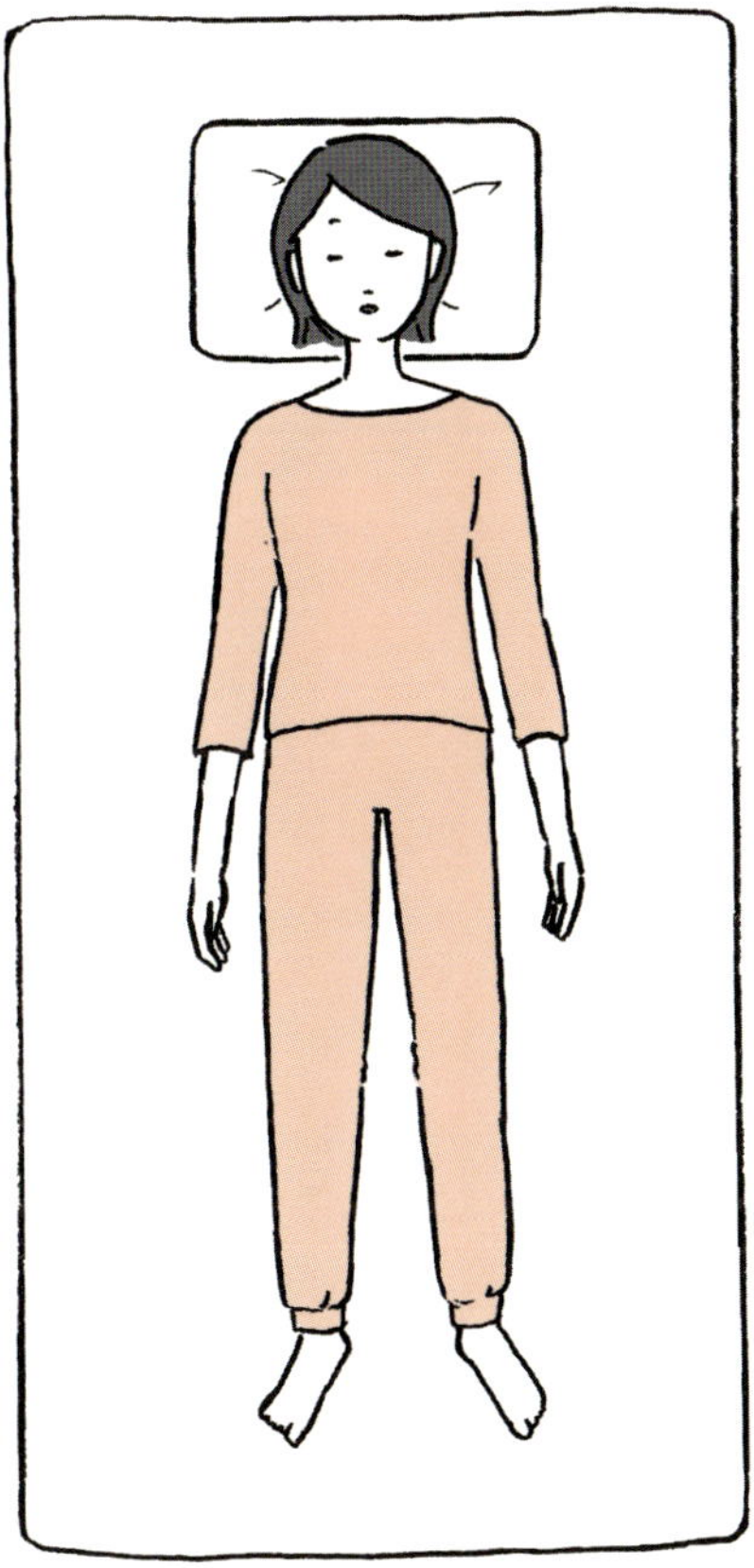

思わぬアクシデントが起こったり、
ものごとがうまく進まないとき、
そんなときこそ呼吸が
あなたの味方になってくれます。

おわりに

〝やり方だけ〟に答えはない

長年、さまざまな方と接している中で、ひとつ、確信として言えることがあります。それは自分の体とうまくつき合い、元気に生きている方は、養生思考がその人なりにできていることが非常に多く、養生思考と治療思考とのベストバランスをつくっているということです。

養生思考というものが、健康や天寿をまっとうするための基本であることは、私自身の研究、そして私が出会った多くの方から学んだことです。

この精度が高くなればなるほど、不調になる危険性が低くなり、元気でいられる可能性が高くなります。

今現在、養生思考どころではなく、不調に悩んでいる方は治療思考中心でいいと思います。でも、少しだけ養生思考をはぐくむという視点をつけていただけるとよりよいと思うのです。

養生思考が少しある、という方は、もっとはぐくんでいくとさらに心地よい体を手に入れることができます。

治療思考を止めて、養生思考にしてください、ということではありません。治療思考の基本に養生思考を入れて、養生思考をはぐくむということが大切になります。

養生思考と治療思考の違い

養生思考と治療思考の違いを一目でわかるようにしたのが次の対比です。ひとつひとつ解説しませんが、ここまで本書をお読みくださった方にはよくわかることだと思います。これから自分の心身を考えるときの参考になれば幸いです。

壊れないようなあり方　⇕　壊れたときの対処方法
不調がひどくなる前の自分　⇕　不調がひどくなってから
こりや不調を引き起こす過ごし方　⇕　起きてしまったこりや苦痛にフォーカス
不調につながる伏線・過程に原因を探る　⇕　不調になったという結果から直接の原因を探る
ふだんの自分を考える　⇕　不調になってから考える
あり方　⇕　やり方
体という存在まるごとが対象　⇕　不調・病気が対象
察知できるようになってきているか　⇕　効くか効かないか

はぐくむという視点　⇳　解消するという視点
本質的な要因　⇳　直接的な原因
どのようにやるかという質　⇳　何をやるかという種類
自力　⇳　他力
気づくことが大事　⇳　効果がすぐ出ることが大事
自分を知る　⇳　不調を消す

悪と正義をやめる

私のもとには、治療思考が必要な方、養生思考が必要な方、両方の方たちがいらっしゃいます。治療、そして呼吸講座やヨガ教室にいらっしゃる方々です。

治療を受ける人の気持ち、養生を大切にする人の気持ちが両方わかります。

養生と思考、自力と他力、この類いの話はどうしてもどちらが正しいという視点に立ってしまいがちです。

体にかかわることだけではなく、すべてのことに共通するのが、悪と正義に分けたくなる心情です。

多くの事柄は、その中に悪の側面も正義の側面もあり、それは立場が変われば逆転することもあります。

痛みがひどい状態であれば、養生思考は机上の空論、つまり悪になってしまい、とにかくその危機を脱するための治療思考が正義になります。

根本的な解決となれば、治療思考だけでは何ら解決しないから悪。養生思考のように自分を知るという作業が正義になります。

大切なのは、今自分に必要なのは何かと選択できること。

そして知ることです。知らなければ選択のしようもないからです。

本書はどうしても養生思考に偏った内容ですが、それは自分の体を考えるとき、治療思考になってしまう方が多いから。また、それに応えるようにそういった本も多く存在しますが、養生思考のような本はまだまだ少ないからです。

養生思考で取り組むことでも健康になれるということを、多くの方に知っていただくことが、選択できる、知るということにつながると思って、本書を書きました。

最後に

本書を書くにあたって、関係者様、クライアント様のサポートを有形・無形問わずいただきました。

この場を借りて、厚く御礼申し上げます。

この本が、ひとりでも多くの方の健康に寄与できればこれ以上の喜びはありません。

最後までお読みいただき、ありがとうございました。

２０１８年12月　森田愛子

STAFF
装丁　塙 美奈（ME&MIRACO）
カバーイラスト　尾崎カズミ
本文イラスト　渡辺恵美
編集協力　飯田充代
写真　長谷川 梓
校正　鈴木初江
編集　青柳有紀　川上隆子（ワニブックス）

呼吸のプロが伝える「健康ながいき」のコツ
養生思考を身につける

森田愛子 著
2019年2月9日　初版発行

発行者　横内正昭
発行所　株式会社ワニブックス
〒150-8482
東京都渋谷区恵比寿4-4-9　えびす大黒ビル
電話　03-5449-2711（代表）
03-5449-2716（編集部）
ワニブックスHP　http://www.wani.co.jp/
WANI BOOKOUT　http://www.wanibookout.com/

印刷所　凸版印刷株式会社
DTP　オノ・エーワン
製本所　ナショナル製本

　ISBN978-4-8470-9757-7